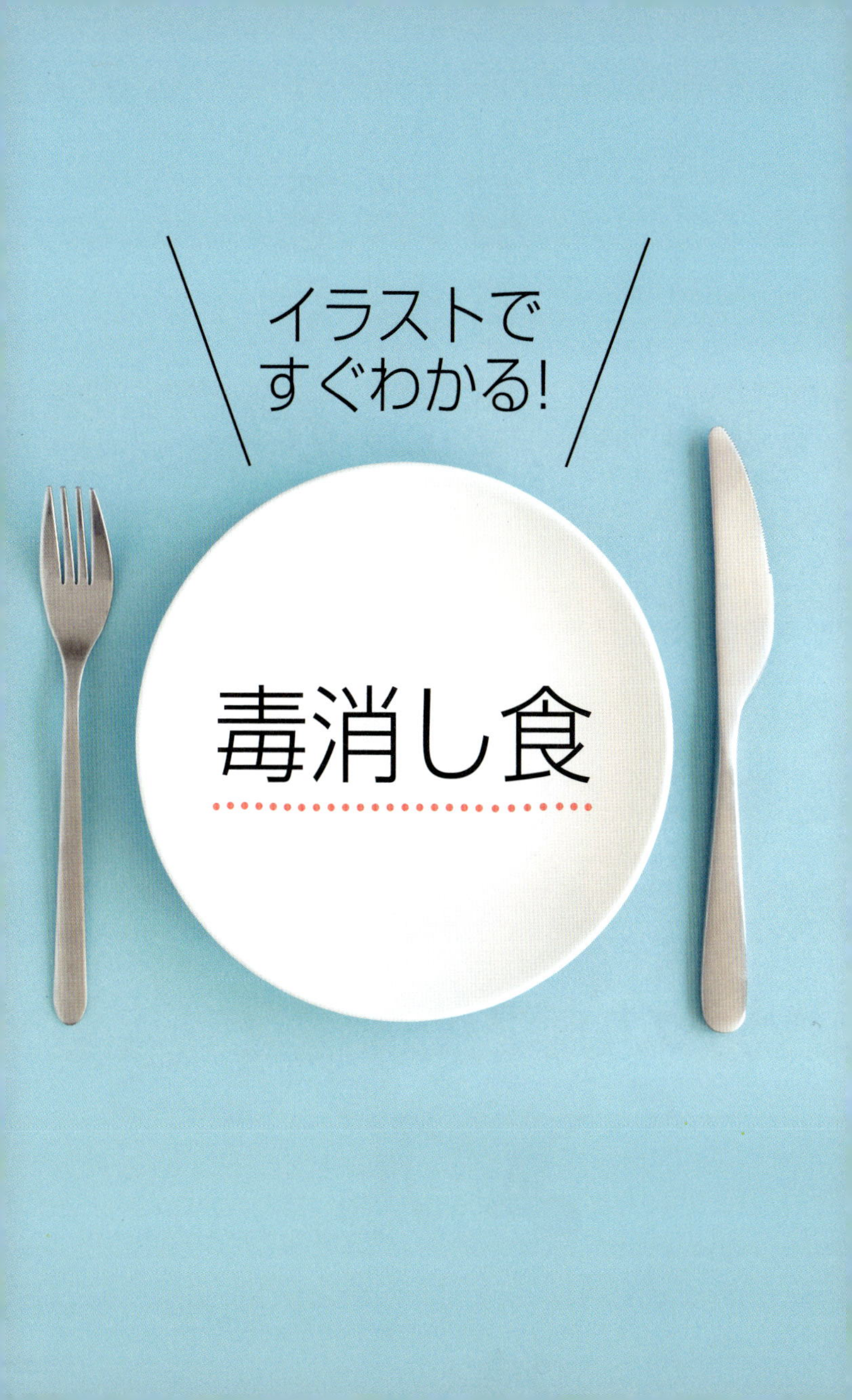
イラストで
すぐわかる!
毒消し食

ほとんどの病気は
栄養不足で
起こります。

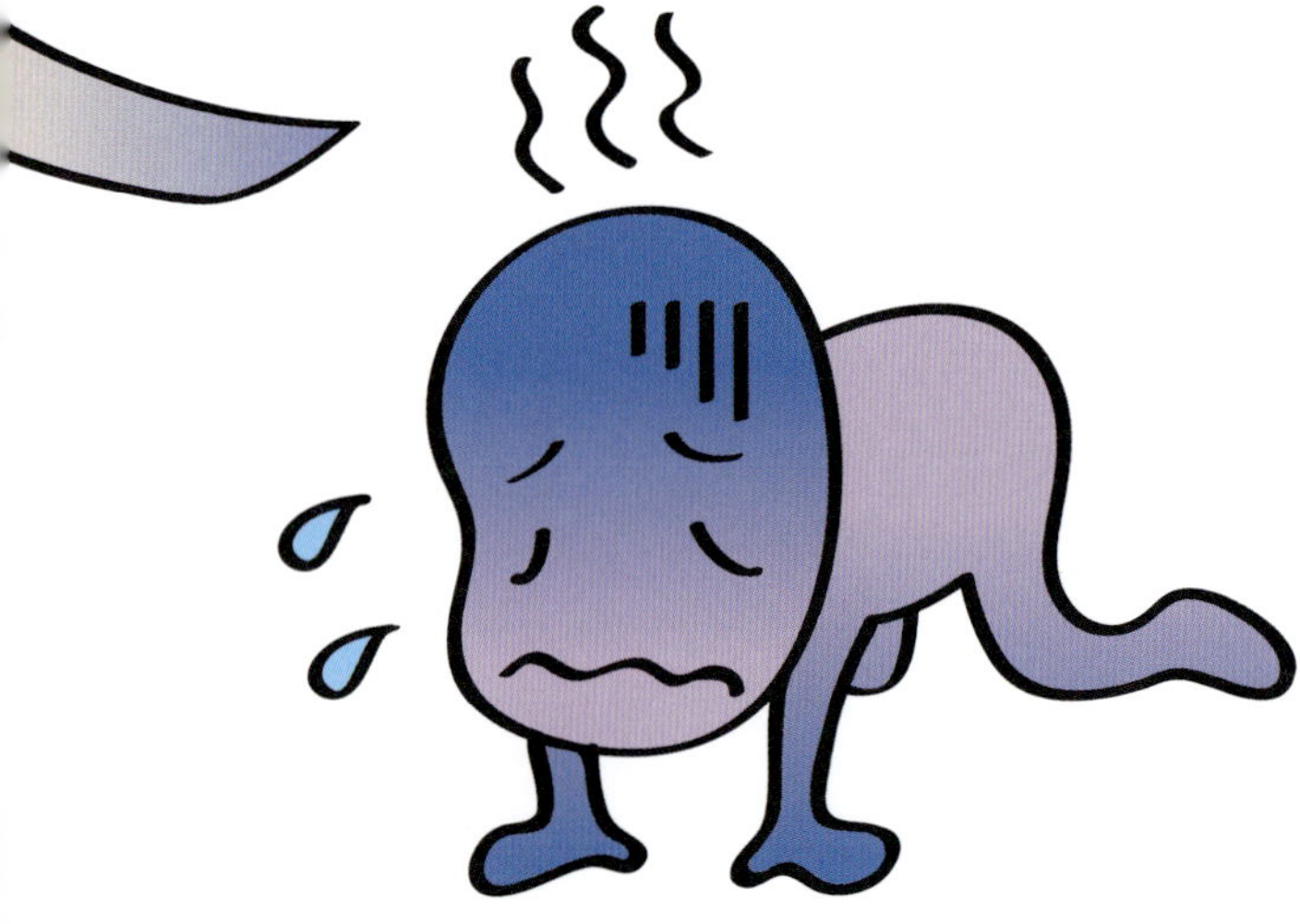

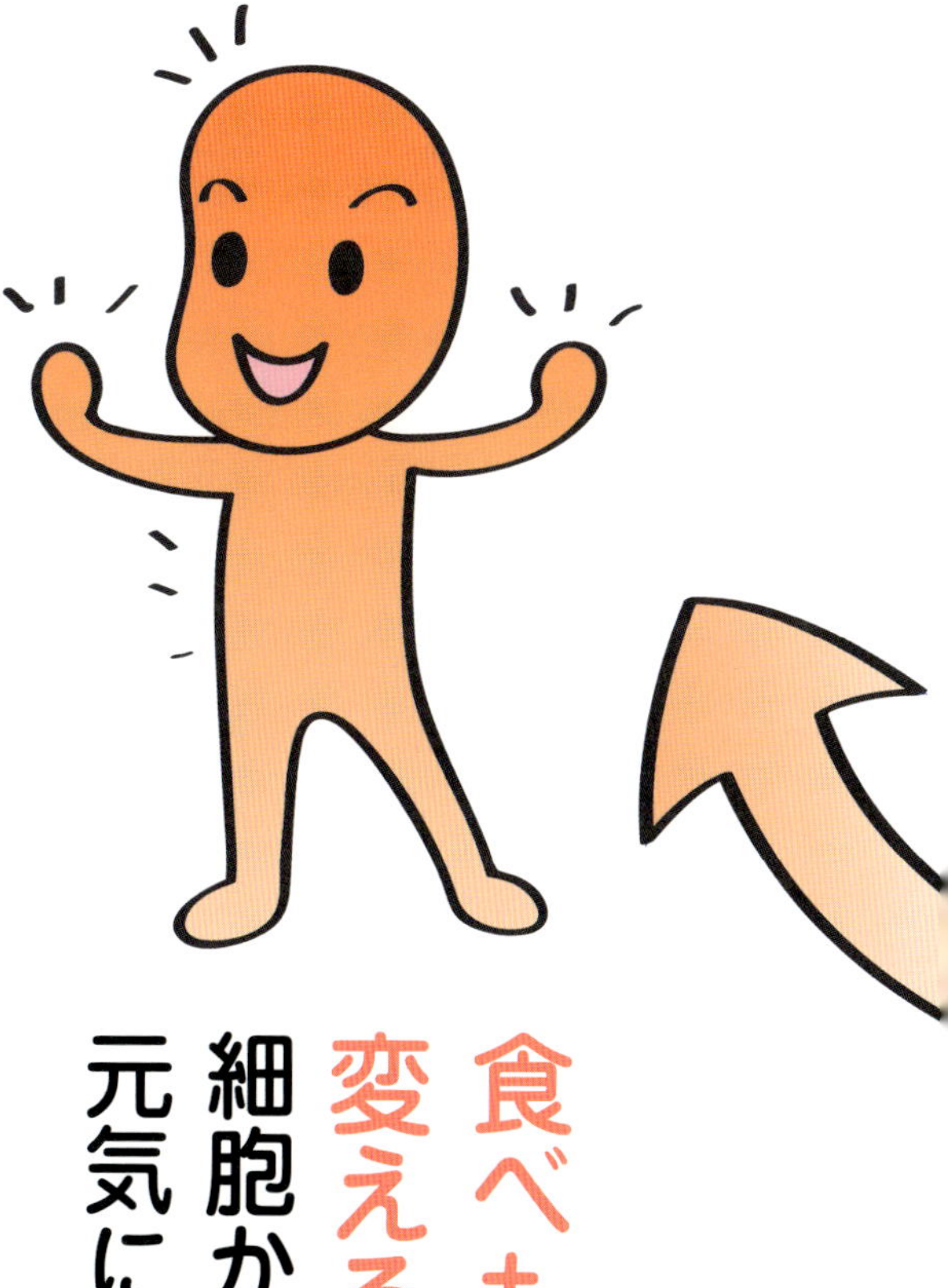

食べものを
変えるだけで
細胞から
元気になる！

それが毒消し食です。

毒消し食
基本の栄養素

**細胞のエネルギーとなる
ATP（アデノシン三リン酸）をつくり、
体内に回す栄養素を豊富に摂る。**

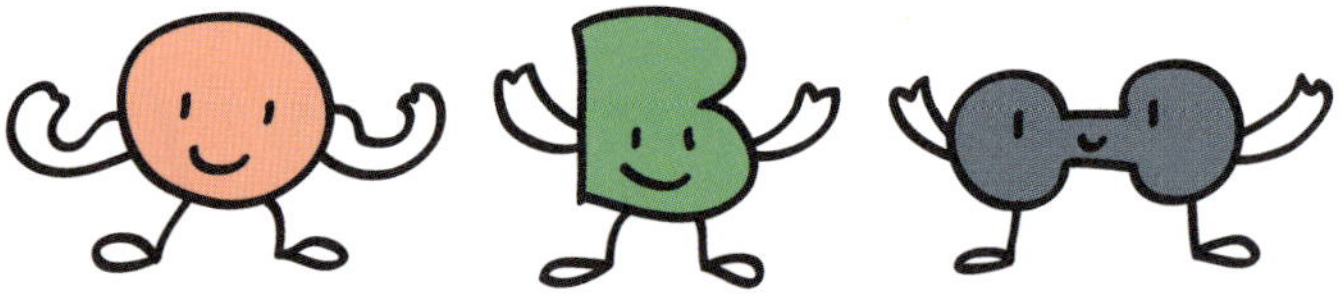

タンパク質

あらゆる組織の構造材料。アミノ酸に分解されて、ATPを産生する原材料となる。

ビタミンB群

あらゆる酵素の補酵素。タンパク質と反応してATPを産生する。

ヘム鉄

ATPを細胞で機能させるときに必須となる栄養素。

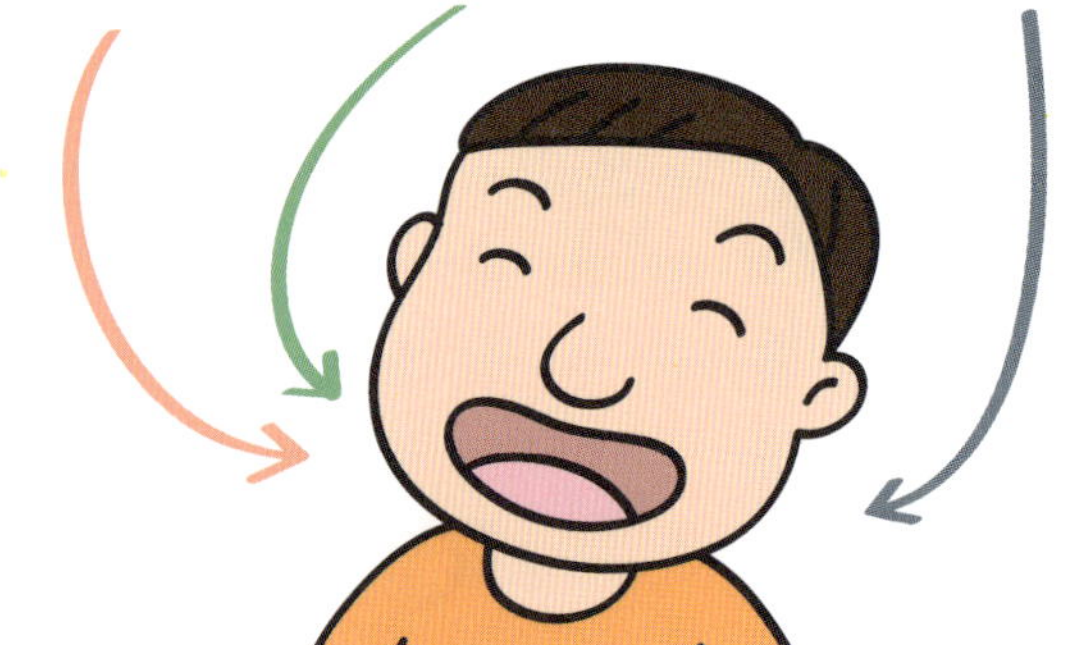

腸内環境を整えるデトックス

食物繊維（サイリウム）で腸内洗浄をする。

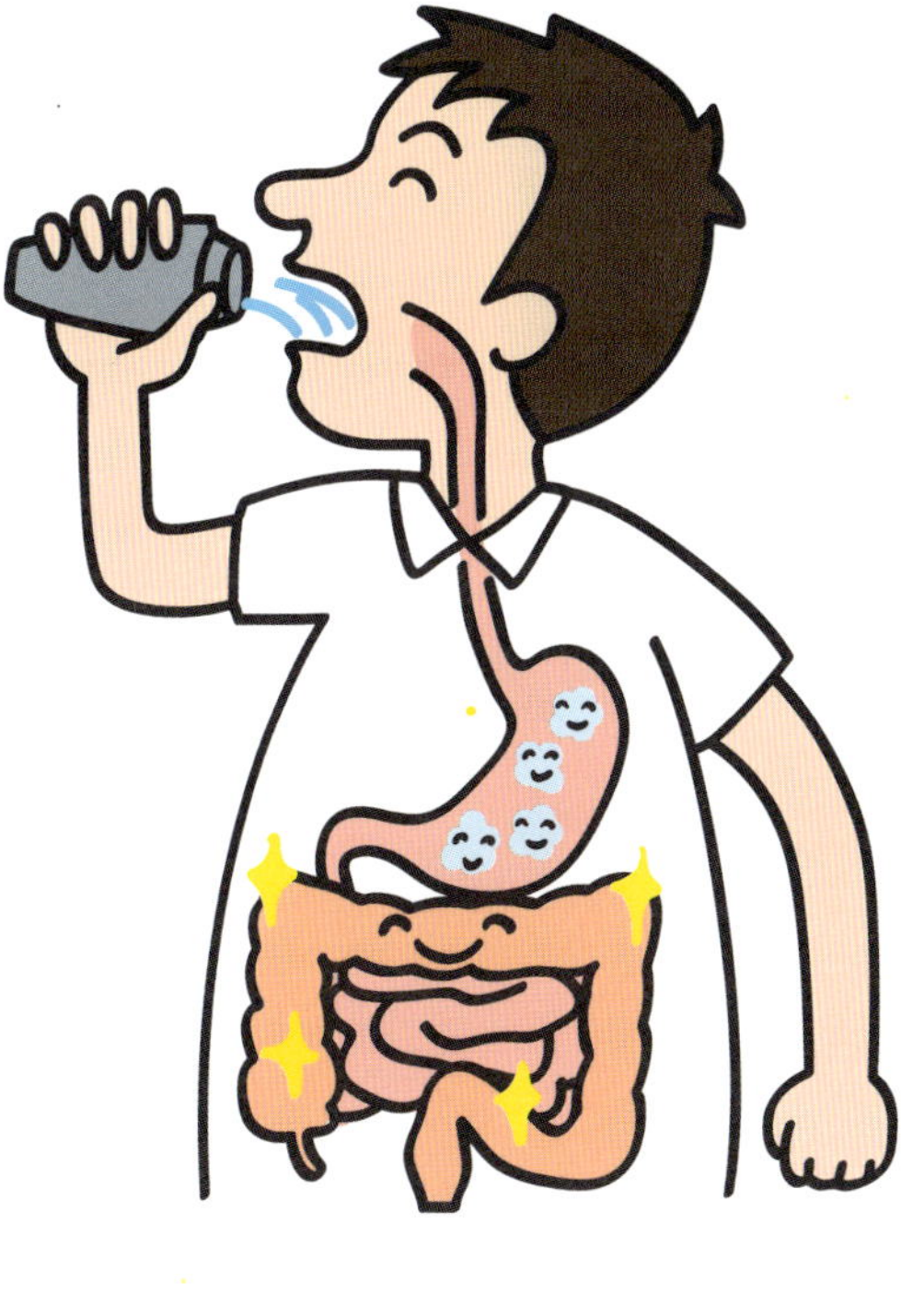

4g/日を水（200cc～300cc）でシェイカーに溶かして飲む

口腔内フローラを
整える歯磨き

食事の前後にほうきで汚れを払うように
歯磨きをする。
歯磨き粉は使用しない。

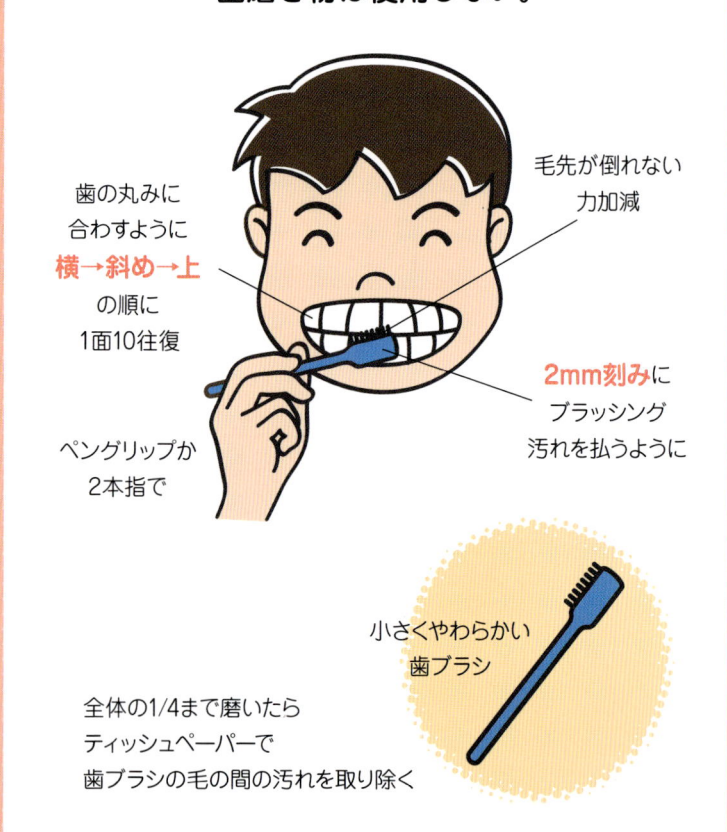

全体の1/4まで磨いたら
ティッシュペーパーで
歯ブラシの毛の間の汚れを取り除く

口腔内フローラを整えるフロス

週に一度はフロスを使った口腔ケアを。
もっとも注意すべきは
歯と歯の間にフロスを入れるとき。

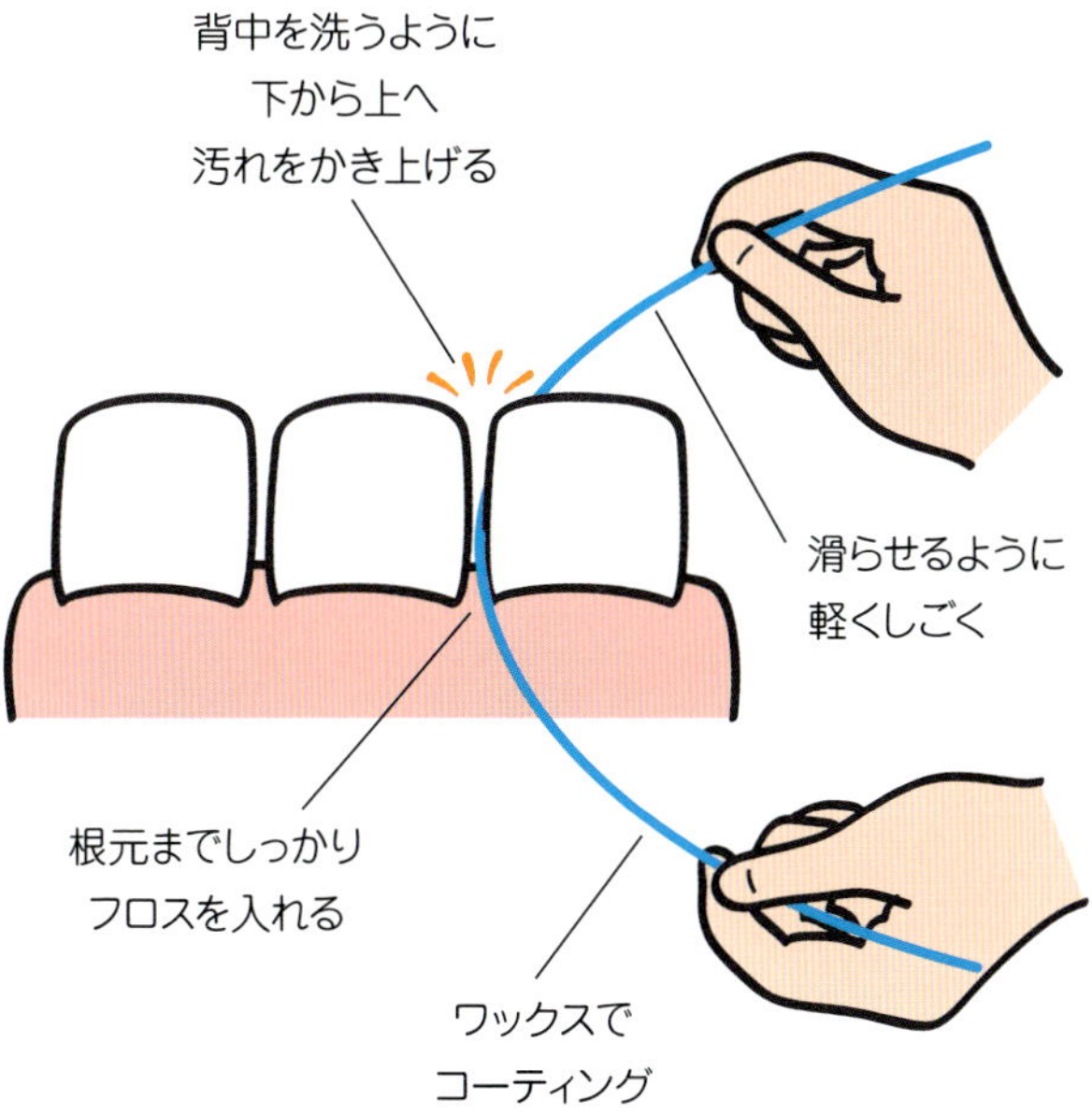

背中を洗うように
下から上へ
汚れをかき上げる
滑らせるように
軽くしごく
根元までしっかり
フロスを入れる
ワックスで
コーティング

毒消し食で

さまざまな慢性疾患が改善！

知覚過敏から２週間で
うつ症状まで克服しました。
（60代・女性）

40年ぶりに下剤なしで
便が出ました。
（70代・女性）

虫歯治療で試したのに
アレルギーが消えました。
（10代・男性）

鉄を摂って肩凝り、
手足のしびれがなくなりました!
（60代・女性）

序文　栄養療法はピープルズメディスン（市民から生まれた医学）

２０１９年５月、カナダのバンクーバー市で国際オーソモレキュラー医学会が開催されます。わたしは学会の会長として出席するためにバンクーバーに向かう機中で小垣佑一郎先生の著書『あらゆる不調をなくす毒消し食』の原稿を読んでいます。

本書に何度も出てくるオーソモレキュラー医学、これはノーベル賞を二度も受賞した天才科学者ライナス・ポーリング博士（１９０１〜１９９４）によって提唱されました。適切な栄養療法で病気の治療や予防しようという概念です。そのポーリング博士は健康と栄養についてすばらしい言葉を遺しています。

「ほとんどの病気は突き詰めてみれば、原因は栄養不足にある」（Nearly all disease can be traced to a nutritional deficiency）

――ライナス・ポーリング

小垣先生は愛する奥様の病気を治そうと多くの医師を訪ね、あらゆる本を読破し、ついに永年続いていた奥様の病気を完治させました。その感動の物語の中にポーリング博士のこの言葉の真実があったのです。

そして、小垣先生が自身の体験から行き着いたところ、これこそポーリング博士が思い描いていた世界でした。

「未来の薬とは理想的な栄養である」（Optimum nutrition is the medicine of tomorrow）

現代の医療は製薬会社が新しい薬をつくり、それを大学や病院で臨床試験をし、エビデンスを確立します。

それが健康保険に認められて医師の手で国民に投与されるわけです。すなわち、製薬会社からのトップダウンです。

——ライナス・ポーリング

本書に書かれているように、適切な食事と栄養療法はさまざまな病気を治し、また予防をすることができます。

古来よりこのような療法は市井の医師や大衆から生まれています。わたしはこれを「ピープルズメディスン」(市民から生まれた医学) と呼んでいます。このピープルズメディスンは、大衆から生まれた治療が注目され、のちに大学で研究をされてエビデンスが確立される、すなわちボトムからトップへの医学です。前述の製薬会社のトップダウンとは真逆になります。

1998年のアメリカ医師会雑誌に発表された論文によれば1年間に医薬品による重症の副作用は年間200万人、そのために150万人が入院し、毎年10万人が薬の副作用で死亡していました*。2019年の今でも状況はほとんど変わらないでしょう。一方、過去15年間にビタミンやミネラルの投与で死亡した人はアメリカの統計で0人でした。

「病気になったら薬」は当たり前のように思われていますが、これは製薬会社の永年かけた国民への刷り込みです。小垣先生のように世界23カ国30万人のオーソモレキュラー医学会会員の医師や歯科医師は「病気になったら第一選択は栄養療法、それでも治らなかったら薬」と考えています。栄養療法には危険な副作用がないからです。残念ながら小垣先生のような方は日本の医学会ではまだまだ少数派です。
わたしは小垣先生が書かれた本書が、まさにピープルズメディスンとして日本の国民に広がり、病気で苦しんでいる方々や薬の副作用で悩まれている方の福音となることを期待しています。

２０１９年６月

国際オーソモレキュラー医学会　会長　柳澤厚生

*Lazarou J., Pomeranz B.H.,Corey P.N. Incidence of adverse drug reactions in hospitalized patients: A meta-analysis of prospective studies. JAMA. 1998;279(15):1200-1205.

はじめに　いつもの食事が毒になる

からだにいい食事って、どんなイメージがありますか？

栄養バランスがすぐれている？
脂っこいものが抑えられている？
添加物の入っていない食品？

食事は毎日の営みです。健康になりたければ、何を食べればいいのか？
どんな食事をすればいいのか？　皆さん、なんとなく答えをもっているのではないでしょうか。

でも、その食事って、どうして健康にいいのでしょう？

「このあいだテレビの番組で、医者がおすすめと言ってましたよ」
「難しい話はわかりません。昔から食事はバランスって教わりました」
「小さいときから給食でも使われていたし、安心でしょう」

多くの患者様の反応です。

しかし、**いつもの食事が毒になっている**としたら？

――少しだけ、わたしの話をさせてください。

9年前のある日、深夜に帰宅すると、なぜか妻が床に伏していました。はじめは「こんなに疲れきって……」と、寝床へ移動させていたものの、それが毎日になって、しばらくするとトイレに何十分もこもるようになり、ようやく出てきたかと思うと、すぐ倒れるように眠り込んでしまいます。

「仕事のストレスで胃腸でも悪くしたかな？」

当時、ＩＢＳ（過敏性腸症候群）が流行っていて市販の薬も非常に話題となっていました。わたしも漏れることなくＩＢＳを疑い、妻に薬を飲んでもらいました。

しかし、治るどころか妻の顔色は悪くなる一方。頬がこけてしまうほどみるみるやせ細っていきました。

「頭がいつもモヤモヤする」

「からだ中が痛い」

「ひどい腹痛なのに便通がない」

それ以外の会話を思い出せないほど、毎日ＳＯＳ信号を受けるようになります。

万が一のこともあり得るかもしれない……。

恐怖心と戦いながら、深刻にならぬよう妻の前では気丈に振る舞い、あちらの医院が上手だと噂を聞いては相談し、また別の病院に変えるということをひたすら繰り返しました。

・過敏性腸症候群
・胃酸過多
・甲状腺疾患
・精神病

各病院で下された診断は、まるでちぐはぐなものでした。それでも言われたとおりのことを実践し、みるみるダメになっていく妻の姿を見て、夫婦2人で憔悴状態になっていきました。

振り返ればおよそ9年間。今思うと恐ろしく長い年月が経ってしまいましたが、ある医学論文に見たことも聞いたこともない病名を目にしました。

こんなことがほんとうにあるのか!? 奇跡の7日間

「これだ!」

論文を見た瞬間、全身が雷で打たれたようになりました。恥ずかしい話ですが、医療に10年以上も携わっていながら、はじめて聞いた病気だったのです。直後に、極度の緊張で急にお腹が痛くなってトイレに駆け込みました。

「脳の症状（brain fog）」
「腹痛が何日も続く」
「脂肪便が出る」

まるで妻のことを言い当てているかのような症状が羅列してありました。これ以上妻をぬか喜びさせるわけにはいかないので、慎重に何度も何度も読み返しました。症状があまりにも当てはまるので、恐る恐る打診しました。

「もしかしたら、これかもしれないよ？」
「うん、これかもね。やってみる」

不思議と妻もすんなり受け入れてくれて、私たち夫婦はその日の夜から、さっそく実践してみることにしました。

はじめの3日ほどは「少しよくなったかもしれない」という程度の変化でしたが、4日目から腹痛がなくなり、5日目に頭痛が消え、6日目に食欲が出ました。その報告を聞いて、まさに字の如く飛び跳ねて喜びました。7日目、妻はトイレで9年ぶりに下痢ではなく通常の便を経験します。

100件以上の病院を回って治らなかった症状が、**食事を変えただけで、たった7日間で全快した**のです。

原因は子どものころから食べていたものでした。からだは何十年も傷めつけられ、突如症状となって現れたのです。

これは特殊なケースではありません。動脈硬化や糖尿病しかり、病気の前兆は目に見えないところで起こります。

この経験からわたしは、統計的な有意差と個人の反応は全くの別物であることを実感し、エビデンスを盲信していたことを猛省して、対症療法から原因療法へと切り替えました。全身的なつながりを考えた食事指導をするようになったのです。

すると、歯の治療に来たはずだった患者様に、老若男女問わず思いもしない改善効果が見られました。

「40年振りに下剤なしでお通じがありました」
「子どもの問題行動がなくなりました」
「長年の肩こり、手足のしびれが3日で解消しました」

まだまだ栄養と歯科診療のつながりが学術的に確立されていないなかで、経験則も含めて口腔内を診て体調の大まかな様子を知り、食事指導をする診療を現場で実践していきました。

その結果、**全国で月間110万本の抜歯がおこなわれるなか、当院では1年間で10本前後しか抜かなくなった**のです。

「先生に人生を救われた！」

まさか歯科医師をやっていて、患者様にこのような言葉をいただけるとは思いもしませんでした。

からだが丈夫なら健康は崩れません。若いときはどんなにハードに働いても、不摂生をしても平気だった。しかし、段々無理が利かなくなってきて……。皆さん、これを年齢のせいにしてしまいがちです。

「仕事が忙しい」
「つい夜更かししてしまう」
「運動をしていない……」

不健康な理由は煙に巻かれてしまうのですが、生命活動の土台にあるのは私たちのからだです。

想像してみてください。
ある一卵性双生児の兄は1日1箱のタバコを吸い、毎日お酒を浴びるように飲み、ファーストフードが大好きです。弟は兄と正反対の食生活を送っています。

20年後、兄弟の健康状態はどう変化しているでしょうか？

遺伝的要因である生まれつきの体質が人間に与える影響は25％ほど。残り**75％は環境要因**なのです。

生まれたあとから身につけるものの影響が大きいのであれば、からだの中に入れるものは慎重に選ばれるべきです。

「栄養バランスよく食べましょう」
「果物からビタミンを摂りましょう」
「○○を毎日飲めば健康になれます」

従来の栄養学や一般に広まっている栄養についての考え方です。一度は耳にしたことがあるでしょう。

しかし、**ほとんどうまくいきません。**なぜなら「貧血でなければ、鉄が足りている」「脚気でなければビタミンB1が足りている」というように、**欠乏症でなければ栄養は足りているという考えに問題がある**からです。

次のような不調を感じたことはありませんか？

□寝起きが悪い
□疲れやすい
□肩が凝りやすい
□湿疹ができやすい
□頭痛や頭が重いことがよくある
□風邪を引きやすい
□洗髪時、毛が抜けやすい

□イライラしやすい
□注意力低下
□食欲不振
□神経過敏
□からだにあざができる
□胸が痛む
□動悸や息切れがある
□むくみがある
□歯茎から血が出る、口角炎、口唇炎

誰にでもひとつくらいは当てはまる症状だと思いますか？　いいえ、どれかひとつでも当てはまれば、あなたは潜在性の鉄欠乏状態です。

渇いた畑でも作物自体に生命力があればなんとか生き永らえます。ただ、実るのはやせ細った作物だけです。もし、みずみずしく元気な作物を収穫したければ、豊富な栄養が必要なのは明らかです。

欠乏症を回避するだけの量を摂取するだけでは、細胞に十分な栄養はいきわたりません。**私たちが教わってきた「からだにいい食事」の概念では、将来的にさまざまな不調が起こることは明らかです。**

実際に平均寿命と健康寿命には男女平均して11年近くのギャップがあります。糖尿病や高血圧などの生活習慣病にかかる人は右肩上がりに増え続け、若年者にもみられるようになりました。人生１００年時代と言われる現代で、生涯健康ピンピンコロリを全うできる人はほとんどいないのです。

そこで潜在的な栄養欠乏を疑い、積極的な食事で、症状を改善させるという医療と栄養学を融合させた新しい分野が誕生しました。

ノーベル賞を二度受賞し、20世紀におけるもっとも重要な科学者の1人と称されるライナス・ポーリング博士が提唱した**栄養療法**（オーソモレキュラー療法）です。

従来の栄養学が〝健康〟、医学が〝症状〟に対するものと棲み分けされている一方、栄養療法はこの過程のほとんどの場面でおこなわれます。

一般常識からはかけ離れた食事法かもしれませんが、日本でも現在、**全国約2500を超える医療機関で取り入れられています。**

この栄養療法の概念を知ると、冒頭の「からだにいい食事」の答えがはっきりします。普段口にする食品がどれだけ毒なのか、どんな食べものが細胞の栄養になるのかがわかるのです。不死まではいかなくても、生涯健康なからだが手に入るでしょう。

いつでもエネルギーに満ち溢れ、少々気にくわないことがあっても笑い飛ばせる健全な精神状態を保ち、疲労感、倦怠感は一切ない。そんな人生を送ることは難しくありません。

毒になる食事、ならない食事を知り、ほんとうの健康を手にするために、分子（栄養素）の力によって、細胞から生まれ変わっていきましょう。

目次

CONTENTS

第2章 あらゆる不調をなくす毒消し食

第3章 病巣感染 口腔内の炎症が全身に影響する

第4章 口の中から毒を消す 実践編

第5章 最強のデトックス　毒消し食

第1章

からだは栄養素に支配されている!?

口から手のひらサイズの潰瘍を取り除く

健康とは何か？

この質問に、皆さん「心身ともにエネルギーがみなぎっていて、病気も何もない状態」とイメージされるかもしれません。

わたしの定義する健康とは〝不健康を心配していない状態〟です。病気や不調がないのは当たり前。

こんな考えになったことはありませんか？

「どこも病気はないけど、年だから多少の腰痛は当たり前」
「最近、仕事がハードだから、そろそろ体調を崩すかもしれない……」
「出掛けると疲れるので、家にいたほうがいい」

物事はよくなればなるほど、悪い面が消失していきます。最高に健康であれば、体感的に不調には目がいかなくなります。

元気いっぱいの小学生は「明日、学校へ行く体力があるかな……」と、心配して遊びをセーブしません。一晩寝て起きたら、翌日元気に登校します。健康なほど、不健康の不安はなくなります。

「病気の不安？　とくにないよ」

こんなふうに歯科治療に来られる方もいらっしゃいます。たしかに自覚症状はないのですが、口腔内を見ると、とても健康ではないと思うのです。

歯と歯茎の間のポケットに棒を差し込んで（フロービング）、その深さと組織の抵抗性を測ると、歯周病の人は出血が見られます。ポケットの奥に潰瘍ができているからです。

案の定、その方に質問すると、歯磨きのときに出血があると言います。

歯肉や歯周組織に炎症が生じると、炎症性サイトカインが産生されて全身を回るほか、血管透過性が増し、充血を起こし、歯周ポケットから本来からだの内部にいなかったはずの細菌が侵入します。歯肉および歯周組織では咀嚼でも5％、ブラッシングでは35％の割合で菌血症（出血する）が生じます。

歯茎の出血は手のひら1枚分の潰瘍がある可能性!

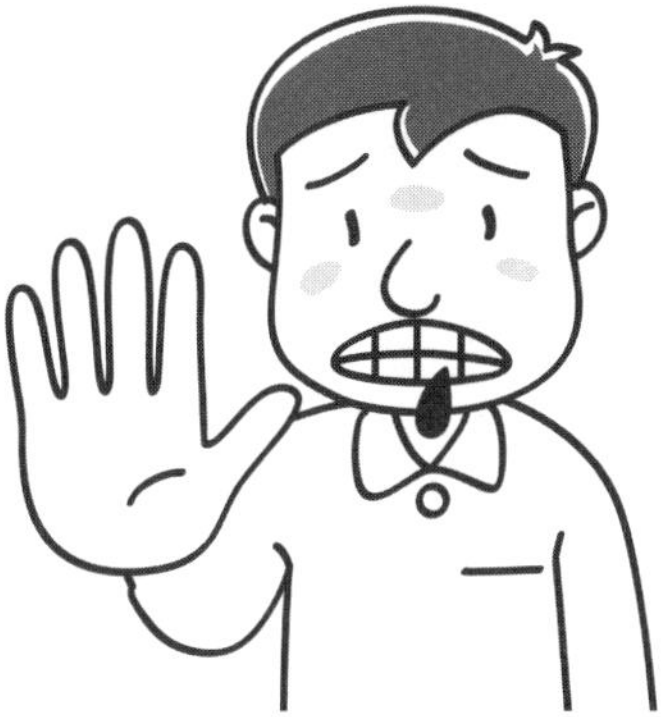

出血が約20本に見られると、**潰瘍のサイズは手のひら大**になります。手のひらを広げて胸に当ててみてください。それだけの潰瘍が体内にあると考えたら一大事ではないでしょうか？

炎症があるとは、体内で火事が起こっているようなものです。からだが酸化して全身疾患につながるリスクがあります。

「かゆい！」と背中をかいているうちに、腰周りやお腹までかゆくなった経験はありませんか？

かゆみ物質は血流に乗って移動します。同様に、**指先から歯周病菌が検出されることもある**のです。歯周病菌や炎症性物質（サイトカイン）は血管内皮へ侵入し、最終的には心臓・血管・脳などにも達すると言われています。

食べものであれば胃で消化されて、腸で吸収されても肝臓が濾過します。しかし、**口腔内の炎症物質は毛細血管から直接体内に入り込んでしまう**ので、その際、偏性嫌気性菌のもつＬＰＳ（内毒素）が強い活性酸素を産生し、がんの要因になるという医者もいます。

ここに口腔環境と健康の切っても切り離せない関係が出てきます。人間のからだはつながっていて、**口の中の状態は全身に影響をおよぼします。**

この本は口腔ケアの話なの？

疑問に思われるかもしれませんが、メインは食事と腸内ケアの話です。長年、歯科医療に携わってきて、口の中をよくするだけでは、真の健康を手にすることはできないという結論に至ったからです。

私たちは食べものを血肉と化して、エネルギーをつくり、活動しています。脳内伝達物質、ホルモン、あらゆる酵素でさえも食べたものからつくられます。まさに食は恵みです。

その食事に敬意を払い「何を食べ、どう吸収されるか」をもう一歩踏み込んで考えていかなくてはいけない時代に生まれたようです。食は健康づくりに欠かせないものだからです。

口の中を見るとからだの状態がわかる

ほんとうの健康をどれだけの人が手に入れているでしょうか？

わたしには疑問が残ります。ほんとうの健康とはイキイキと元気が溢れ出てしまってどうしようもない状態です。じつは多くの人が健康を知らず、いつでも病気になりうるような状態を健康だと誤解しています。

頭がフラフラするので病院へ行きます。診察をして、血液検査をして「！」マークがなければ問題なし。「しばらく様子を見ましょう」と帰されてしまいます。

たとえばヘモグロビン濃度は13g／dl以上なので貧血はないとされても、炎症や溶血の有無、フェリチンやＴＩＢＣ（鉄結合性タンパク）、ＭＣＶ（平均赤血球容積）などと総合的に判断しなければ鉄欠乏はわかりません。そうした相互関係は見られていないのです。

不調であれば何かの異変が起きていることは間違いありません。検査結果の異常を見つけることが目的となってしまっていますが、そうではなく、検査結果は異常の原因を探るために利用するものです。

当院では採血をした際に「ペプシン／ペプシノーゲン」という消化酵素を検査するのですが、ほとんどの人が低値を示します。ご本人が思っている以上に胃が弱っているのです。

詳しく聞いてみると、下痢や便秘、便が細い、なんらかのアレルギーをお持ちの方も多いです。

ひと昔前は、胃酸の強さを測るpHという指標を用いると（数値が低いほど強い酸性、7前後が中性、7以上がアルカリ性）pH2くらいであったと言われています。それに対し、現代人の多くの胃酸はpH4前後と酸性度が弱くなっていると言われています。

この原因は、食品添加物などの化学物質を多く含む食事、低栄養な食材の摂取、偏った食事のせいだと考えられています。とくに**タンパク質の摂取量低下と炭水化物の摂取量増加は大きな問題**です。

以前には強力な酸である胃酸の中では生物（細菌）は生きられないと言われていました。その過酷な環境でも生き残ることができるのは、発がん性物質を出すピロリ菌くらいだと言われてきました。

　しかし、胃酸の酸性度低下が慢性的に起こるようになってくると、ピロリ菌だけではなく口腔内にいた一部の菌なども胃酸では殺菌できなくなってしまったのです。

　その結果、**口腔内細菌は胃を通過し腸にまで到達してしまう**ことがわかっています。そして、いわゆる悪玉菌が増殖するなどの腸内細菌のバランスをおかしくしてしまい、小腸に細菌が繁殖してしまうSIBO（小腸内細菌増殖症）にかかったり、免疫システムに障害をきたします。これは**腸管免疫**と言います。

　このようなことは徐々に広まりつつあり、医科のなかにも皮膚の湿疹が見られたり、糖尿病改善のために、歯科への受診を勧めてくださる先生も増えてきました。

　ですから、歯周病で来院された方には、免疫力の低下を疑って、次のような質問をします。

「お腹の調子は悪くないですか？　胃もたれはありませんか？」

すると「便秘や下痢がたまに起こります」「最近食欲がありません」といった答えが返ってきます。

そこで血液検査を実施するとタンパク質摂取に関する項目が低値を示すのです。胃酸の酸性度も弱まっていることが容易に想像できます（ペプシン／ペプシノーゲンの数値低下も見られる）。

これは**口腔常在菌（それまで普通に存在していた細菌）にからだの免疫が負けて、歯周病につながった**と考えられます。それほど免疫力が落ちていることがわかります。

おかしくなった免疫は周り回ってさらなる歯周病の悪化につながり、悪玉菌がどんどん増えるという負の循環に陥ります。

次の疾患を見てください。一般に生活習慣病と言われる多くの病気も、口腔内の炎症に関連すると言うと驚かれます。

・糖尿病
・脳血管疾患（アテローム性動脈硬化由来）
・心臓疾患（アテローム性動脈硬化由来）
・関節リウマチ
・肺炎
・慢性閉塞性肺疾患
・周産期合併症（早産）
・慢性腎臓病

これ以外にも歯周病によって歯を失うと、次のようなものが引き起こされます。

・メタボリックシンドローム
・肥満

「口の中が悪いと心筋梗塞が起こる。メタボにもなりやすい」

説明されても、いまいちピンときませんよね？

もちろんこれらの疾患には、口腔内の炎症以外にも要因があるはずです。米国心臓学会（ＡＨＡ）は「心疾患と歯周病についての確固たるエビデンスは得られなかった」という見解を発表してもいます。日本歯周病学会も各疾患と歯周病との関係性については慎重な見解を示しています。

ただ、人間は有機体ですから、あらゆる相互作用が想定されますし、わたしも口腔症状の全身関与について驚くような症例を見てきました。

歯茎からの出血であっても、全身の免疫力低下で重篤な疾患リスクがあることは日々の診療で実感しています。

「軽い虫歯なら様子を見る」

「便秘や下痢はよくあること」

こんな軽い気持ちで片づけられてしまうことには危惧をおぼえます。体内では相当な栄養不足が起こっていて、腸内環境も乱れに乱れている可能性があるからです。

病気の発症ルート

ご高齢の方を対象にしたアンケートで「健康について後悔していること」の第1位は「歯の定期健診をしておけばよかった」「もっと歯を大事にしておけばよかった」だったという調査があります。

意外な結果だと思われるかもしれませんが、病気の発症ルートを辿ると納得がいきます。

多くの人が突然病気に罹るものだと誤解されています。背景に医科でも歯科でも、医療と呼ばれるものの根本に症状の改善があることも一因でしょう。治療の多くは症状が起こってからの対処療法が中心となります。

しかし、原因から次々に誘発される症状ばかりの対処をしていても治った

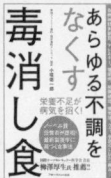

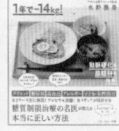

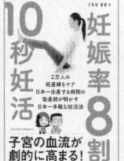

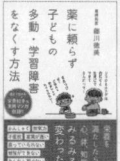

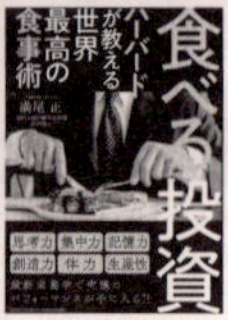

食べる投資

満尾 正／著

最新の栄養学に基づく食事で、ストレスに負けない精神力、冴えわたる思考力、不調、痛み、病気と無縁の健康な体という最高のリターンを得る方法。ハーバードで栄養学を研究し、日本初のアンチエイジング専門クリニックを開設した医師が送る食事術。

◆対象：日々の生活や仕事のパフォーマンスを上げたい人

ISBN978-4-86643-062-1 四六判・並製本・200 頁 本体 1350 円 + 税

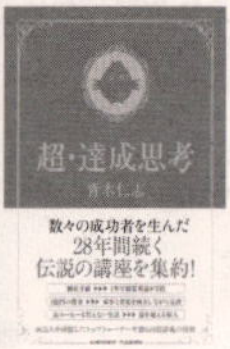

超・達成思考

青木仁志／著

成功者が続出！ 倒産寸前から一年で経常利益が 5 倍に。一億円の借金を、家事と育児を両立しながら完済。これまで 40 万人を研修してきたトップトレーナーによる、28 年間続く日本一の目標達成講座のエッセンスを大公開。

◆対象：仕事、人間関係、お金など悩みがあり、人生をより良くしたい人

ISBN978-4-86643-063-8 四六判・並製本・168 頁 本体 1350 円 + 税

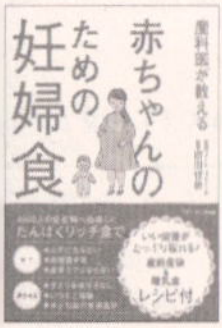

産科医が教える

赤ちゃんのための妊婦食

宗田哲男／著

妊娠準備期から妊娠期、産後、育児期の正しい栄養がわかる一冊。命の誕生のとき、人間の体にとって本当に必要な栄養とは何か？ 科学的な根拠を元に、世界で初めて「胎児のエネルギーはケトン体」ということを発見した、産科医が教える。

◆対象：妊娠中の人、妊娠を考えている人

ISBN978-4-86643-064-5 A5 判・並製本・312 頁 本体 1600 円 + 税

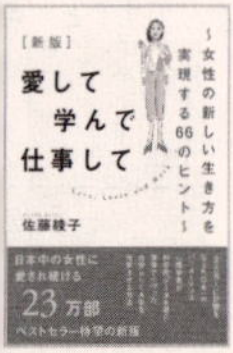

新版 愛して学んで仕事して
～女性の新しい生き方を実現する 66 のヒント～

佐藤綾子／著

400 万人に影響を与えた日本一のパフォーマンス心理学者が科学的データを基に渾身でつづった、自分らしく人生を充実させる 66 の方法。

◆対象：生活・仕事をもっと効率化したい人

ISBN978-4-86643-058-4 四六判・並製本・224 頁 本体 1,300 円＋税

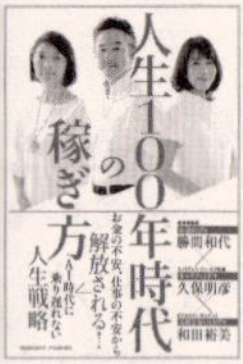

人生 100 年時代の稼ぎ方

勝間和代、久保明彦、和田裕美／著

人生 100 年時代の中で、力強く稼ぎ続けるために必要な知識と概念、思考について、3 人の稼ぐプロフェッショナルが語る一冊。お金と仕事の不安から無縁になる、時代に負けずに稼ぎ続けるための人生戦略がわかります。

◆対象：仕事・お金・老後に不安がある人、よりよい働き方を模索する人

ISBN978-4-86643-050-8 四六判・並製本・204 頁 本体 1,350 円＋税

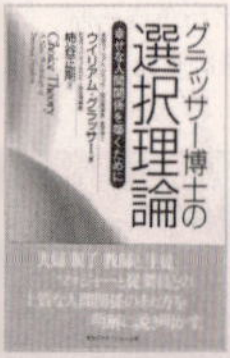

グラッサー博士の選択理論 全米ベストセラー！

～幸せな人間関係を築くために～

ウイリアム・グラッサー／著
柿谷正期／訳

「すべての感情と行動は自らが選び取っている！」
人間関係のメカニズムを解明し、上質な人生を築くためのナビゲーター。

◆対象：良質な人間関係を構築し、人生を前向きに生きていきたい人

ISBN978-4-902222-03-6 四六判・上製本・578 頁 本体 3,800 円＋税

病気の発症ルート

健康

↓

栄養欠損・ストレス・加齢

↓

ホルモン異常・自律神経異常・免疫低下

↓

ホメオスタシス（恒常性）の乱れ

↓

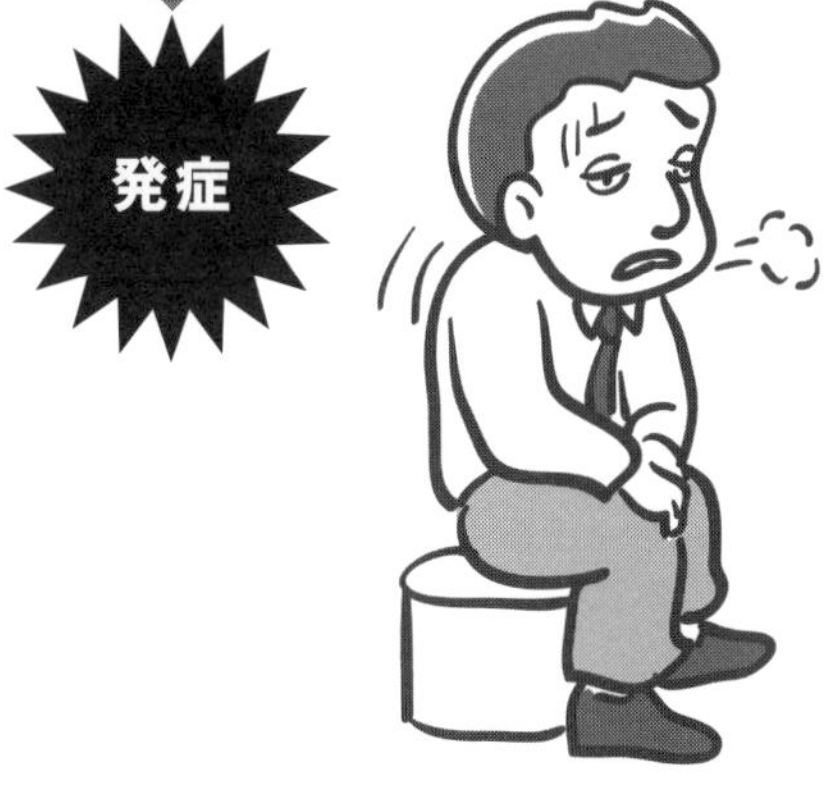

ことにはなりません。

健康を崩す最初の発端は、「栄養欠損・ストレス・加齢」です。つまり、栄養欠損が分子レベルで反応を鈍化させ、生体機能の低下を引き起こしていることがわかります。

患者様自身が自分の健康を守れるようにするために、医療従事者は治療だけでなく、症状と栄養素との関係についての知識も身につけることは必須だと考えます。

ここで「健康について後悔していること」のトップに「歯の定期健診をしておけばよかった」という答えが出てきた理由も見えてきます。

健康づくりの土台には食事（栄養摂取）があります。

咀嚼やかみ合わせ、口腔内環境はすべて食事に関連します。歯科は源流の位置で発症ルートを食い止める対処ができます。

東北大学の調査では、歯が少ない人ほど1ヵ月の平均医療費が高くなっているという結果が出ています。歯科治療費は抜かれているので、歯が多く残っていればいるほど、高齢になっても病院のお世話になっていないことがわかります。

アメリカで56111人を対象に平均9年間おこなった調査では、歯科医を受診した人は30％～50％も死亡率が低下したと報告されています。

歯の治療が命にかかわる？

皆さんの頭にはクエスチョンマークが浮かんでいることでしょう。一般に虫歯や歯周病は口の中で悪玉菌が増えたから起こっていると思われています。たしかに、間違いではありませんが、じつは**全身の炎症反応**であると考えるのが正解です。専門的に言うと、生体内では次のような現象が起きていま す。少し複雑なので読み飛ばしていただいてもかまいません。

歯周病は悪性度の高い口腔内の細菌がバイオフィルムを形成して感染を起こした結果、歯肉や歯周組織に炎症が波及して組織破壊が起こっている状態です。

ただ、細菌の存在だけでは大きな歯周組織の破壊は起こらないのです。歯周病の原因となる菌は常在菌で、誰にでもあるものだからです。

歯の表面に付着した細菌は成熟をしてオレンジコンプレックス（Fusobac

terium nucleatumやCampylobacter rectusなど)、レッドコンプレックス(Tannerella forsythia、Porphyromonas gingivalis、Treponema denticolaなど)と呼ばれる細菌群が増え、歯肉の上皮内に侵入していくようになります。

ＭＭＰ(マトリックスメタロプロテアーゼ)により歯周の結合組織が破壊されて、さらにＩＬ(インターロイキン)を中心とする炎症性サイトカインやＴＮＦ―αによって破骨細胞が活性化され、歯槽骨も破壊されます。

上皮内に侵入した細菌群は細胞膜外膜にＬＰＳ(リポポリサッカライド)と呼ばれる内毒素をもっています。このＬＰＳの刺激を受けてさまざまな細胞からＩＬ―８やＭＣＰ―１(単球走化性タンパク質)などが産生されます。これらは貪食細胞(好中球など)を引き寄せるケモカインという物質です。

この作用により、ＩＬ―８がＰＭＮ（多計画好中球）を、ＭＣＰ―１はマクロファージを誘導して、歯周病原細菌や抗原を無差別に攻撃します。

さらに炎症反応が継続した場合、マクロファージや樹状細胞はＭＨＣ（主組織適合複合体）を介してＴ細胞に認識されます。

その結果、ヘルパーＴ細胞（Ｔｈ１細胞とＴｈ２細胞）が活性化して、細菌を攻撃したり、免疫グロブリンを産生して抗原と結合することにより好中球やマクロファージに認識され貪食されます。このような免疫を獲得免疫と言います。

説明が難しくなりましたが、特定の細菌やプラークが歯周病を成立させているわけではないのです。

組織破壊の大部分を進行させるのは免疫反応（骨を壊す破骨細胞の活性など）と暴走してコントロールを失った炎症反応なのです。

そして、この炎症や組織破壊を起こす疾患は、歯周病をはじめ肥満・糖尿病・関節リウマチなどが挙げられます。

すなわち、歯科検診を定期的に受けていれば、こうした疾患が見つかった可能性があります。

ノーベル賞受賞者が提唱した新しい医療

「冷たいものが歯に染みて痛くて仕方ありません」

典型的な知覚過敏の症状です。患者様の顔を見ると赤みがさしていて、目の下にクマができています。

「貧血や立ちくらみはありませんか？」

こう尋ねると、驚いた様子で返されます。

「どうしてわかるんですか？」

さらに問診を進めると、「最近食欲が落ちました」「まぶしいところが苦手です」「大きな音が苦手です」と答えられます。

爪を見ると、デコボコしていたり、平べったくなっていたりします。すべて鉄欠乏の症状です。

一般的に知覚過敏は歯の表面のエナメル質が削れて、中の象牙質が露出してしまったことから神経が過敏になっているとされているので、詰めものなどをして欠けたエナメル質の部分を埋めようとします。

しかし、じつは**鉄不足が原因であることが多い**のです。当院では象牙質の周りを洗浄してプラークを取り除き、ヘム鉄やナイアシン（ビタミンB3）のサプリメントを勧めます。

まさか歯医者に行って「栄養を摂るように」と言われて帰されるとは患者様も思っていないので驚かれます。

実際、これで知覚過敏が改善しないという人はほとんどいません。それだけでなく、知覚過敏で来院された女性も、じつは産後うつで、欠かせなかった睡眠薬を手放してぐっすり眠れるようになったと喜んでくれました。

通常、人は眠るときにメラトニンという脳内物質を必要とします。これはもともとタンパク質としてからだに入った栄養素が、鉄やビタミンB群などの助けを借りてつくられるホルモンです。

メラトニンはタンパク質からつくられる！

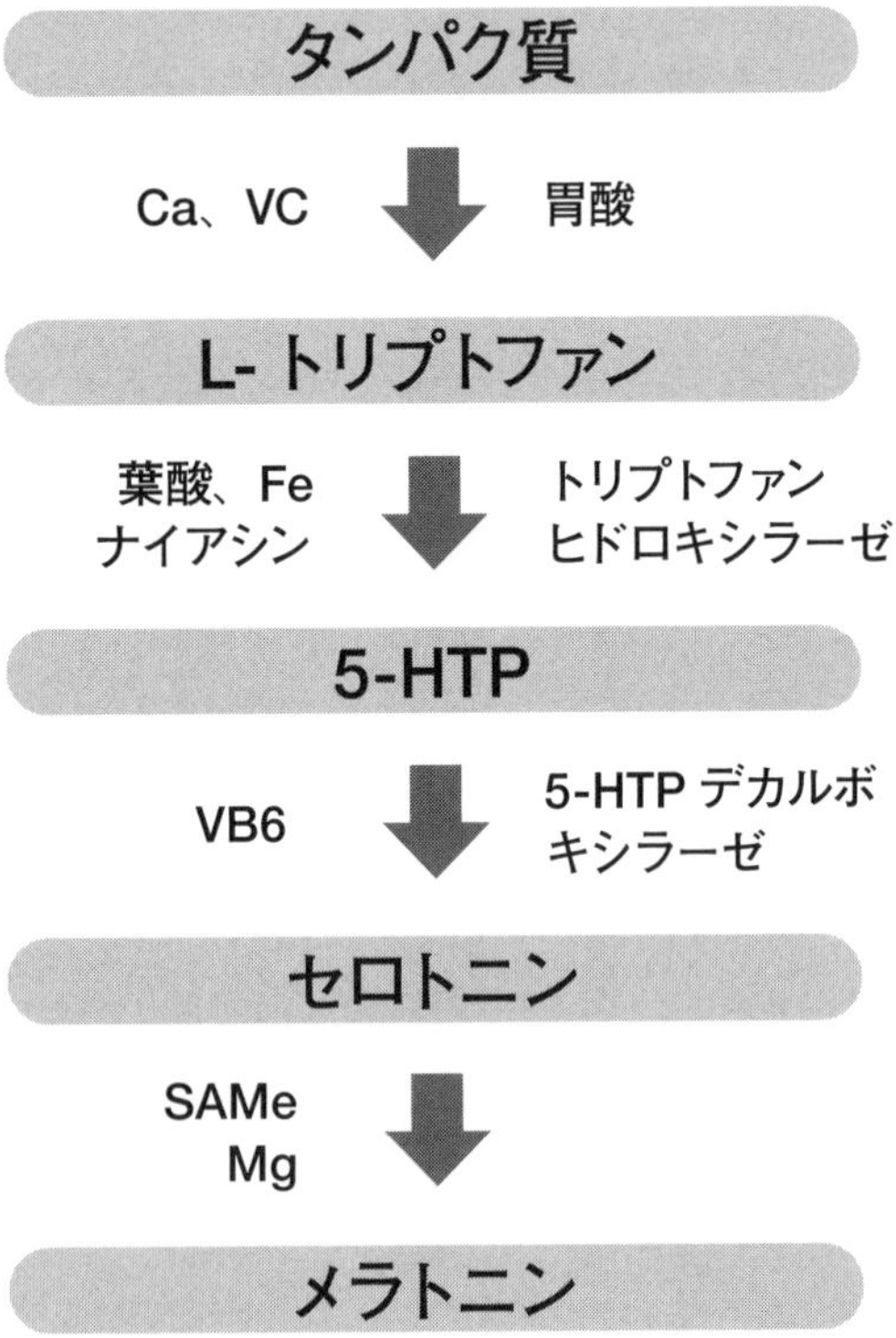

ヘム鉄やナイアシンはそれらの化学反応を円滑におこなうために、なくてはならない栄養素なのです。

特定の栄養素で、そんなにからだが変わるのか？

半信半疑になるのも無理はありません。

しかし、世界中の科学者が集まって最新技術を駆使しても、ヒト1人つくれません。人間のからだは科学では説明ができない、恐ろしく精巧な有機体です。

そのような現代科学でも把握しきれないようなすばらしい機能をもつヒトのからだを、コントロールしようとする発想がそもそも間違えているような気がします。相当な訓練をしないかぎりは心臓の鼓動ですら止めたり速めたりすることはできないのですから。

前項の「病気の発症ルート」に立ち戻ってください。私たちが健康を維持しようとすれば、**適切な栄養を適切な量だけ補給して、不適切なものは可能なかぎり取り除く。あとはからだに反応を任せるしかない**のです。

からだの本来もっている機能を取り戻すために、栄養素に着目した医学が分子整合医学です。日本では「栄養療法」「分子栄養学」「分子整合栄養医学」などと言われることもあるのですが、これは行為としてからだの栄養バランスに注目し、栄養素を足し引きすることで、**細胞を活性化する**ことを目的にしています。

分子整合医学は、従来の栄養学とはまったく別物の、新しい医学です。似たようなものも多くありますし、時にオカルトのような目で見られてしまうものでもありますが、先述したライナス・ポーリング博士が、１９６８年にサイエンス誌に「分子整合精神医学」という論文を発表したところから始まりました。

海外では分子整合医学に基づいた医療であるオーソモレキュラー療法（Orthomolecular medicine）専門のクリニックなどがあります。orthが整える、moleculeが分子という意味をもつ造語です。

歴史はある一方で、まだまだ混沌としている部分も多く新たな説が出ることがよくあります。そのため、誤解も広まりやすいようです。

しかし、臨床に真摯に取り組んだ医療従事者であれば必ずといってもいいほど魅了されます。従来の医療では考えられなかった治療成果を経験することになるからです。

栄養素の面から健康を考えると、**健康診断で正常と判断された方であって**

も、少なからず何かの改善点を見つけることが多いです。そのときには**不足している栄養素を注ぎ込むだけでたちまち健康になっていきます。**

わたしの妻は頭痛、全身筋肉痛のような痛み、腰痛、イライラやうつ症状など、あらゆる反応を示し、30種類5500錠以上の薬を飲み続けていました。それが小麦を抜いただけで、たった1週間でケロリと別人のように完治しました。

「グルテン不耐性」。これが妻の症状でした。グルテンとは、小麦に含まれるタンパク質です。グルテンがあるおかげで、イーストを加えて発酵させればモチモチのおいしいパンが出来上がります。

グルテンが分解されきれず腸粘膜に入っていくことにより、腸の壁を壊してしまったり、体内で異物反応が生じてしまう病気です。当時、日本でグルテン不耐性はないと言われていました。

特定の病名は特殊な例だと感じるかもしれません。しかし、栄養がからだにおよぼす影響を知ってからは、歯科大学で学んだときには「原因不明」「治療方法はなし」「経過観察」という対応しか取れなかった症状も処置ができるようになりました。

また、原因が特定されていても歯科治療以外に有効な解決策もいくつか見つかりました。これについては次章で詳しく説明します。

ただし、全身を一発で改善させる方法というものはなく、胃腸の状態、アレルギーや重金属の状態によっても効果が違ってくるため、栄養効果の出方にも個人差があります。

たとえばビタミンCはおよそ20倍も効果の出る濃度に個人差があることが知られています。患者様のなかにはヘム鉄の効果を一晩で感じた人もいますし、3週間かかった人もいます。

私たちのからだはすばらしい機能をもっていますが、私たちの意思どおりには完璧にコントロールできません。

ただ、必要な材料をからだに注ぎ込めば、自然とからだは自分自身を健康にしようとしてくれるのです。

第2章

あらゆる不調をなくす毒消し食

炭水化物に逃げ込む現代人の弱った胃

おにぎり、パン、うどん、そば、ラーメン……。ランチタイムに外食しようとすると、炭水化物なしの食事を見つけるほうが困難になります。

現代人はタンパク質を摂らなくなりました。安価で大量生産ができ、お腹が膨れる炭水化物は、飢えの不安から私たちを解放してくれました。やがて食は手軽に得られるものから美食にまで発展しました。現代では、見た目も味もおいしい料理・スイーツが私たちの人生を華やかに彩ります。

私たちは人生の豊かさを手にしました。お腹いっぱいごはんを食べたいという夢を満たし、食の楽しみを得た代わりに、**失ったものが健康**です。

「栄養はバランスよく摂りましょう」

よく言われます。しかし、**バランスよく食べるだけでは栄養は不足します。**

からだの7割～8割は水で構成されています。水をすべて抜いたら、何が残るでしょうか？

6割はタンパク質です（残りは脂質や骨などの硬組織や微量元素）。筋肉、臓器、結合組織、皮膚、毛髪、ホルモン、神経伝達物質……あらゆるものの主要成分であり、欠かせない重要な栄養素です。

人体の主要な成分から栄養摂取するから、からだは元気になります。生命維持には1日最低30グラムのタンパク質摂取が必要と言われています。これはステーキ約４００グラムです。

日本人の食事摂取基準は、毎年厚生労働省が発表していて、5年に一度改定されます。２０２０年4月から1日のタンパク質の目標摂取量を引き上げる方針が示されています。

65歳以上であれば体重1キログラムあたり1グラム以上のタンパク質摂取が推奨されていますが、どの世代にも当てはまるひとつの基準値だと思っています。

運動量の多い人は体重1キログラムあたり1・5グラム以上、アスリートは2グラム以上が目安です。

１日のタンパク質摂取量の目安

一般	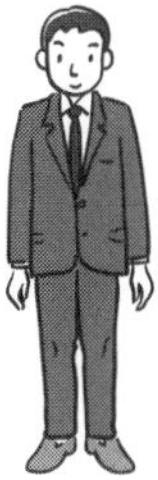	体重1キログラムあたり 1グラム以上
運動習慣のある人	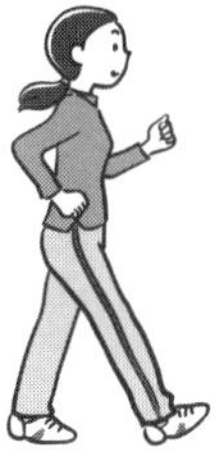	体重1キログラムあたり 1.5グラム以上
アスリート	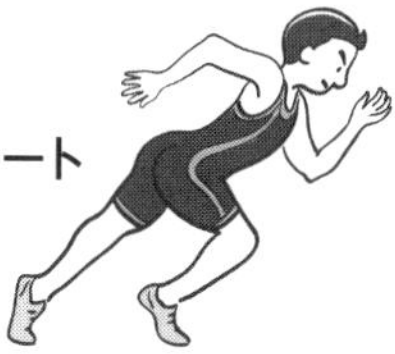	体重1キログラムあたり 2グラム以上

体重60キログラムの人なら、1日60グラム。卵だと8個、豆腐16丁、ステーキ800グラムに相当する量になります。普通の食事ではなかなか賄える量ではありませんね。

健康になりたければ、からだに必要な栄養素から優先に摂取します。**バランスのよい食事ではなく、偏った食事をするべき**なのです。食物からの摂取では難しい場合、プロテインやアミノ酸のサプリメント摂取も検討します。

また、さまざまな調理をするようになったこともタンパク質不足の一因です。もし風邪を引いて42℃以上もの熱が出たら命の危険があります。タンパク質は42℃以上で変性して、元に戻らなくなってしまいます。

私たちのからだは細胞を壊しながら（異化）、細胞をコピーして（同化）、新しく生まれ変わっています。たとえば、骨は破骨細胞が張り付いて古い骨を溶かし、骨芽細胞が骨の細胞をつくることで、新しくなります。歯の埋まっている骨（歯槽骨）も同様で、これが代謝です。あらゆる細胞ベースで起こっています。

もちろん、歯も再石灰化と脱灰を繰り返して歯の構造を維持してくれています。私たちのからだは、いつも同じように見えながらつねにダイナミックに入れ替わりがおこなわれています。

赤ん坊の口から溢れるくらいよだれが出るのは、同化（タンパク質の合成）が多いからです。取り込んだタンパク質を合成して体内でたくさん活用できています。

反対にタンパク質の量が足りなかったり、栄養が足りないと異化（タンパク質の分解）が多くなります。

赤ん坊は異化よりも同化が多いので成長し、健康な状態は異化と同化の割合が同じくらいになります。異化が同化よりも多くなると、からだはさびている（酸化）とも言えます。

高齢になると口が渇くという症状が出る人がいますが、年齢のせいにするのではなく、タンパク質の摂取量を多くして細胞を活性化させれば同化が増えます。誤嚥性肺炎のリスクも低減できます。


胃酸の消化酵素であるペプシン／ペプシノーゲン自体もタンパク質でできているため、タンパク質摂取量が少ないがために胃酸の分泌量が減り、タンパク質を消化できずにさらにタンパク質の吸収量が低下するという負の循環に陥ります。

タンパク質不足が招く負の循環《サイクル》

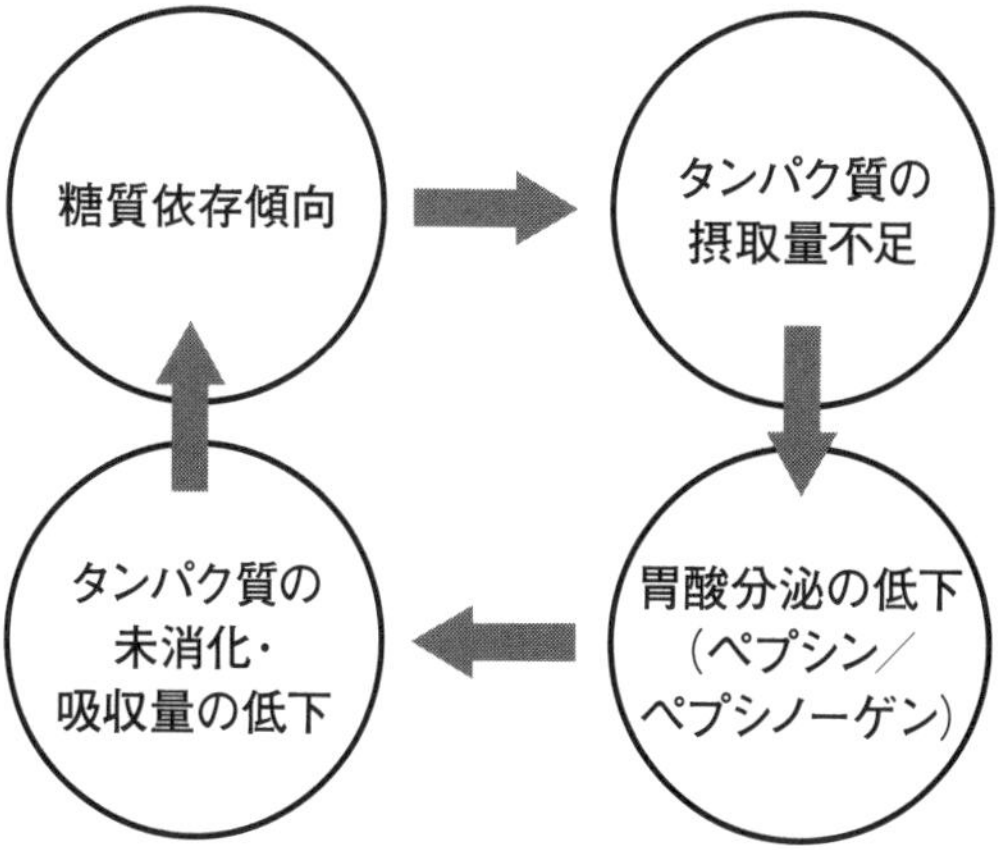

一方、口内に入ったデンプンやグリコーゲンなどの多糖類は、唾液アミラーゼの作用によって部分的消化がされます。糖質は食道や胃では何も作用を受けることなく小腸まで到達し、膵アミラーゼの作用によって腸管内で消化されます。

つまり、タンパク質不足によって弱った胃でも糖質は負担が軽いのです。炭水化物好きを単なる**食の好みの問題**で片づけるわけにはいきません。

胃を使わずに消化できる糖質食で済ませる。ますます胃が弱くなる。悪循環に陥って、健康が破綻すると病態になります。実際に、**胃が悪い人は糖質依存傾向にある**とも言われています。

これだけタンパク質が足りていない現代では、ほとんどの人は予備軍と言っていいでしょう。これを栄養療法の世界では未病と呼んでいます。

ファーストフードやコンビニの炭水化物で簡単に空腹を満たせる世の中です。手軽さや便利さを手にしているようで、糖質の消化に胃があまり関与していないことを知れば、じつは**からだが炭水化物に逃げ込んでいる**かもしれないのです。

胃酸だけでなく、消化管の壁もタンパク質でできています。腸の壁が弱くなると、便を押し出す蠕動《ぜんどう》運動がうまくできなくなって便秘を起こします。

便秘の原因は3パターンあります。

①腸内細菌のバランスが悪い
②食物繊維が足りない
③腸の壁が弱い（蠕動運動がうまくいかない）

現代医療では、胃腸を整える薬を処方します。胃酸を抑えようとするものですが、根本的に胃や腸の機能を高めようというものではありません。胃壁の炎症部に胃酸が触れなくなるのですっきりしますが、制酸剤を飲むと胃粘膜の回復に1ヵ月ほどかかるという報告もあります。

胃酸が抑えられると、消化能力が落ちるのでタンパク質やミネラルの吸収が落ち、胃が弱る状態を助長しかねません。根本にある栄養失調が改善されなければ、次に破綻する部位が出てきます。

タンパク質が分解されたアミノ酸から摂取して胃の消化力を高める

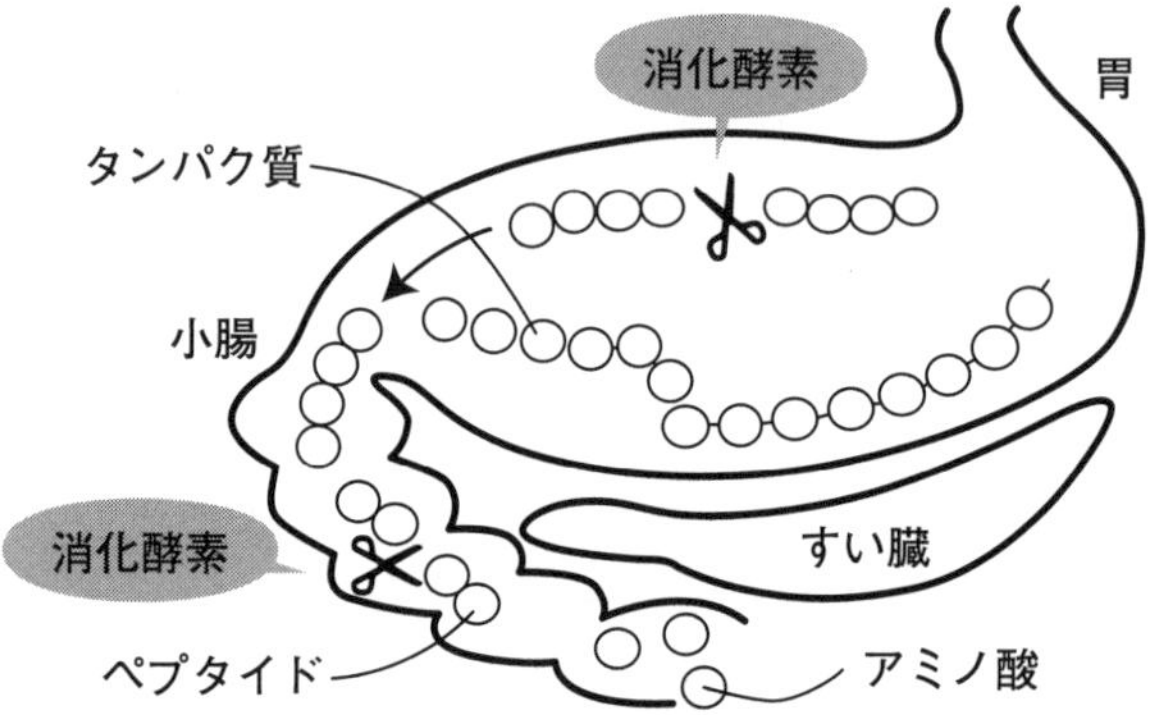

結局は、副作用を抑えるためにほかの薬に頼ることになり、また次の薬が追加される。こうして薬から抜け出せなくなります。

当院では、診療後に胃酸の弱さなどが口腔粘膜からみられた場合には、帰りがけに薬局でアミノ酸を購入するように患者様に助言します。本来胃壁は胃酸に触れていたほうがいいので、消化力のある胃酸が必要量、胃を満たしている状態をつくってもらうのです。

Lグルタミンという直接、腸壁の栄養素になるアミノ酸を飲んでもらうと便秘は解消します。また消化管は伝播性消化管収縮運動（MMC：Migrating Motor Complex）といって、空腹時でも蠕動運動のような収縮が起こり、胃酸や胆汁、膵液を出すことで細菌の繁殖を防いでいます。この働きのため、食物を食べていなくても、タンパク質は必要です。

栄養は偏って摂る
——至適濃度——

栄養療法では至適濃度（Optimal Concentrations）という考え方があります。最適な状態に整えるために、ある期間内に必要とされる物質の濃度のことです。

前述のとおり、体重が60キログラムの人は1日に約60グラム（正確には50グラム〜75グラム）のタンパク質が必要です。もし、この人が不調の改善を考えるのであれば、30グラム、40グラムでは反応を起こせないということになります。生体機能の維持に使われて、回復まで回らないからです。

栄養療法は個人差がものすごくあることを前提としています。先述のとおりビタミンCは至適濃度に最大20倍の差があると言われていて、100㎎で反応が出る人もいれば2000㎎飲むまで効果がみられない人もいます。

厚生労働省ではビタミンCの必要摂取量を100㎎／日としています。これは欠乏症（壊血病など）を防ぐために必要な所要量です。先に述べたとおり、「壊血病でなければビタミンCは足りている」とは言えません。栄養は反応が出るまでしっかり摂るものです。

わたしは1日500㎎～600㎎を経口摂取し、定期的に高濃度ビタミンC点滴（50000㎎）を自分でおこないます。ビタミンCは摂りすぎると下痢になりますが、それぐらい摂取していてもお腹がゆるくなることすらありません。むしろ、体調はすこぶるよくなっていると自覚できます。

ビタミンCは下痢する寸前のところが至適濃度となり、そこまで達しないと効果がありません。わたしも下痢するかどうかを調べながら、経験的に至適濃度を見出しています。


ビタミンCはさまざまな抗酸化作用があります。わたしの知り合いががんになったときは、ほぼ毎日、10000㎎のビタミンC点滴を受けていました。

点滴療法を終えたあとに血中のビタミン濃度を測定するのですが、がんは酸化作用が強すぎて10000㎎を入れても、わずかな時間で値は0になる

ビタミンCの至適濃度

必要摂取量／日	100mg〜2000mg
高濃度ビタミンC点滴	12g（12000mg）、 25g（25000mg）
がん治療	10000mg

ほどでした。最初は効きが弱かったものの、現在はこの療法で寛解し、予後も驚くほど良好です。

ビタミンCが足りないと疲れやすくなるのですが、それを「最近仕事が忙しかったから」「先週は飲み会が多かったから」と外的な要因のせいにして、一時的な不調だと思い込んでいる人がたくさんいます。

からだの不調はそもそもどこからか飛んできたものではありません。生活習慣病という言葉によって、それに該当するもの以外は生活習慣とは関係がなさそうに感じられてしまいますが、細菌感染などを除いてほとんどの身体的な不調は内部の不調和（ホメオスタシスの乱れ）によって生じます。

そのような意味では、ほとんどの不調は生活習慣病であるといってもいいのかもしれません。そして、近年に多いこの生活習慣病は、不摂生だけを理由に生じるものではないように思われます。そのことを指摘しているのが**新型栄養失調**で、この改善は多くの方に当てはまります。

新型栄養失調とはカロリー過多の低栄養状態です。糖質によるからだの酸化で栄養素を失ったり、アルコール、清涼飲料水、加工食品によるミネラル喪失など普通に食べているつもりでもその栄養素の内訳はひどい偏りが生じていて、栄養失調の状態に陥ってしまいます。

しかし、カロリーだけは多いので、なんとか日中の活動もできますし、時にはその余りを蓄えて太ったりもします。次にいつ正しい栄養が入ってくるのかわからないため、からだが非常事態に備えているかのような状態です。

人間の生体機能には代替作用があります。たとえば糖尿病や高血圧といった慢性疾患に陥っても自覚症状はありません。しかし、それは言わば、代用のエンジンで動いているような状態であり、絶え間なくからだを痛め続けていていつか破綻を迎えることになります。その破綻を迎えた結果が病気というわけです。

人によって効能が発揮される成分濃度が異なることを知り、偏った栄養の摂り方をしましょう。十分な栄養が入れば、からだは必要なものを必要なところに自動供給してくれます。

狂った基準値

医療の世界に入って思いのほか曖昧なところが多いと感じます。あやふやなところはエビデンスを重視して治療を考えますが、エビデンスで固まりすぎないようにしています。

ここまで紹介してきた内容についても同様です。

「そう言っても、論文（エビデンス）はあるのですか？」

「病院では正反対のことを言われました」

「メディアで流れている情報と違います」

このような反論も出てくるでしょう。

そこで、私たちの目の前に流れる情報がどのくらい信ぴょう性をもっているのかを検討してみたいと思います。


エビデンスと言われるとき、私たちがよく目にするベル型曲線は、一見自然界の多くの現象を説明しているかのように見えます。

それは中心極限定理（異常な分布をしている量であっても、その平均と合計は必ず正規分布になる）というものが働くからです。

そもそもの話ですが、科学の世界では**統計は個人には当てはまらない**ということが前提です。

それは、相関関係と因果関係は全く別のことを意味しているからです。片方がもう一方の原因になっていなくても、２つの量が相互に関係していることはよくあることです。

ベル型曲線

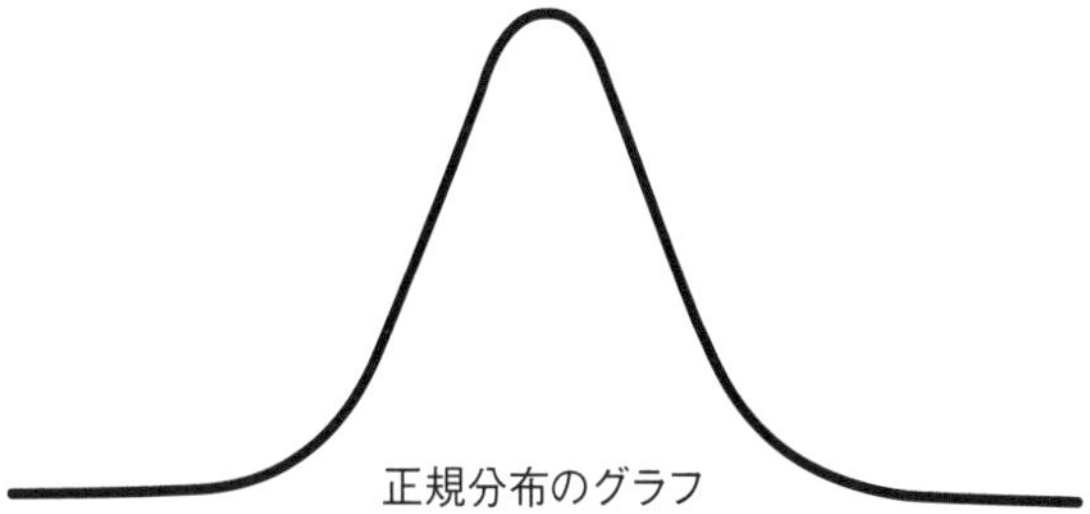

つまり論文でおこなわれる統計的処理は個体差を反映しているのではなく、平均値の中央値をグラフとして出しているものです。

統計では個体差を出せないことは基礎研究の先生は当たり前に言います。たとえばビタミンCは反応に20倍の差があると述べました。必要量が１００㎎の人と２０００㎎の人がいるのに、平均値は１０５０㎎となります。この数字を信用して摂取すれば、過剰になったり、不足したりします。

その分野での第一人者になりたいがため

に、曲線回帰（実験データから出た傾向ではなく、もっとも当てはまりそうな曲線を求めること）された論文が発表されていることもしばしば目にします。ある程度確立されたルールであっても、人は自分の都合のいいように解釈してしまう癖があるのです。

消費者心理でもこのようなことが言われています。「人は感情で（購入を）決定し、あとから理屈で納得する」と。

人は正当性があるから行動に移すより、「今の苦しみから解放されるめんどくさくない方法」を優先します。そして「おかげで休まった」と納得して生きていきます。

論文・公式・原則などの結果は、これら人の習性、哲学、モラルなどが適用されてはじめて役に立ちます。

ですから、わたしはつねに患者様には「自分がどのような状態にあり、何を選ぶ傾向にあるのかを把握してください」と伝えていますし、自分自身にも正当性がほんとうにあるのかを問いながら診療をおこなっています。

エビデンスの精度がもっとも高いとされる「システマティックレビュー」（文献をくまなく調査し、研究データを批判的に評価すること）でさえ、世界に4500件ほどしか存在していません。

つまり、**何十万とある論文の中から「それっぽい」と言えるものでさえ数%のみなのです。**この不確実で不確定なところが楽しい部分でもあるのですが、世の中の流れがそうではなくなっていることは恐ろしく感じます。

本来は歯科医師や歯科衛生士などが、**悩み、考え、調べ、相談しながら、日進月歩で治療方法を確立していくのが医療ですが、**EBM（エビデンスに基づく医療）に当てはめてあまりにも簡単に結論のようなことが言われすぎてしまうことや、メディアなどで個人の感想レベルの健康情報が専門知識のような雰囲気で氾濫している現実があります。
たとえば「矯正は小さいときにしたほうがいい」と言われますが、矯正歯科に至ってはエビデンスはゼロです。大人になってからでも仕上がり具合は変わりません。

不確かな情報に権威という下駄を履かせて、あたかも真実味があるかのように出回る先で「ほんとうに苦しんでいる、助けを必要としている人たち」がいちばん被害を受けていると危惧しています。

論文のありがたい点は指針をいただけるということです。正解ではなく指針です。正解が提示されるなら、それを運用する我々には知識も経験も不必要になってしまいます。

ですから、皆さんには「色々な話はあるけれど、今の自分はこういう立場を取っています」というスタンスでつねにいてもらいたいと願っています。

「解明」「判明」「発見」などの言葉があると、私たちはつい真理に近づいたかのような錯覚に陥ってしまいますが、それはまだ砂漠の入り口に立ち、「この先にオアシスがあるかもしれない」とぼんやり推測できた程度にしかにすぎないのです。

血液検査の基準値は母集団の＋－2SD（標準偏差）、つまり母集団の95％が占める範囲を表したものです。

この母集団というのは日本国民のすべてのデータを指すのではなく、ランダム化比較試験といって、膨大なサンプルの中から無作為に選んだものを比較します。その標本数には規定がなく、ある一部の組織、もしくは一部の集団のものが多く使われています。

つまり、基準値とは統計データではなく、検査会社がサンプルとした健康な人たちの平均値です。ですから、**基準値は検査会社によって異なります。**

たとえば、血液検査でCEA・コリンエステラーゼ・γ－GTPなどの項目は個人差が非常に大きく反映されてしまう項目であり、集団変動幅に比する個人変動幅は30％以下と言われています。**基準値内だから生体の正常な機能を示していると考えるのはたいへんな誤解です。**

反対に、Cl・Ca・Naなどの項目の比は80％以上あり、検査項目の読み取りに対して有用であると思われます。

このほかに定められた基準値には、学会の推奨する値が採用されています。

どの検査会社であっても、この項目の基準値は同じになっています。

反対に言えば、その他の項目については検査会社により基準値が異なるということです。

学会の推奨する値に関しては、どのように定められたのか、公開されている情報を確認して、信ぴょう性の有無をご自身で判断してください。

栄養療法では、客観的な指標としてもっとも重要視するものが血液検査ですが、これらの理由により、基準値という考え方では個人の栄養状態を正確には反映していないと考えます。

もちろん、症状だけでなく外見や生活習慣、食事内容なども含めて健康状態を診ていきます。

栄養療法以外の血液検査の見方は、栄養状態に問題がないということを前提に進められることが多いです。たとえばＡＳＴ、ＡＬＴなどの項目はおもに肝機能について調べられる検査項目ですが、基準値内であれば問題なしとなって、時に、高血圧や糖尿病や腎臓の疾患がある場合でも栄養状態の影響まで考慮して判断されることは少なく、「塩分は控える」「バランスよく食事をする」「タンパク質の摂取に気を付ける」といった内容の食事指導がおこなわれます。

栄養療法では、ＡＳＴ、ＡＬＴが基準値内であったとしても、数値のバランスから脂肪肝や溶血を推測し、その背景にある酸化ストレスや血糖調整なども検討します。

基準範囲にあることで終わりにするのではなく、その他の項目に問題が生じているのに、なぜこの項目は基準範囲内に入ってしまったのかまでを読み取るのです。

このように、栄養療法では、同じ血中成分についても検査値の使用目的により臨床的な判断基準も異なるという**臨床判断値**という考えで診断が進められます。

健康診断の結果に問題はなく、病院にかかっても何も異常はない。しかし、**自覚症状として体調がよくなければ必ずどこかが悪い**のです。

「精神的なものなのか？」「不治の病なのか？」と心配する前に、もう一度異なる解析をしてくれる医師の元を訪ねることをお勧めします。

当院では来院する患者さんの数値がどのくらいになったら快復したかを独自に集計し、その蓄積を基準値として使用しています（臨床判断値）。

オーソモレキュラー療法でも関連する医療団体から送られてくる臨床判断値を3ヵ月〜6ヵ月ごとに評価して修正しています。

栄養療法における血液検査データの解釈では、栄養素の利用と合成がうまくおこなわれているかがわかります。

さらには、データに影響を与える炎症や感染、臓器の働き具合、酵素やホルモンの働きなども読み取れます。

自覚症状のあったものの改善は偽陽性になっていないか？

自覚症状がなかったものでも、潜在的なリスクを下げることができたのか？

保険の都合などもあり、検査項目が少ないデータもありますけれども、一部の数値だけでも臨床所見と照らし合わせることで血液検査がないことよりも正確に状況が見えてきます。経時的変化に対する評価も重要視されます。

CrudeなPrecursorをからだに入れる

至適濃度の項で必要な栄養の摂取量には個人差があると述べました。では、栄養自体はどのように摂取すればいいのでしょうか？　栄養の摂り方にも原則があります。

よくお肌のケアと言って、コラーゲンのサプリメントを愛用している人がいます。しかし、コラーゲンは分子量が大きいので、皮膚や粘膜に塗っても浸透しません。また、コラーゲンを口から摂取しても体内で分解されてアミノ酸に変わり、ふたたびコラーゲンになるかどうかはわからないか、ほとんどならないことも明らかになっています。

取り入れた栄養素が、生体内でどんな反応を起こすかはほとんどわかっていません。遺伝子検査をすれば、もう少し厳密にからだの反応がわかりますが、検査費用だけでも30万円前後と高額で、それに合わせたサプリメントを使用すれば年間でさらに数十万円かかるというのも珍しくありません。それくらい、医療や健康を意識した栄養素の摂取には量も質にも個人差があるということです。

それもすべての反応を網羅できるはずもなく、からだの中で栄養がどう分解され、どう配分されるのかは、今のところ人智が完璧に扱いきれるものではありません。

栄養療法では、**必要な栄養素を摂り入れてあとはからだに任せる**ことを基本概念にしています。人体のこの能力に逆らうことなく、足りないものを補うことで不調の改善を試みます。

このことは何も不思議な話ではなく、医科においてもメチコバール（ビタミンB12）、シナール（ビタミンC）、ユビデカレノン（コエンザイムQ10）などのように、栄養素は処方される薬剤としても臨床応用されている考え方です。

従来の医療と違うところといえば、薬剤と違ってもともと生体内にあるものを利用すること、欠乏症の治療、加齢変化を補填するものではなく、栄養状態の改善から積極的に病態改善と生体機能の向上を目的とするところにあります。

歯肉炎（コラーゲンが足りない）のときには、コラーゲンを摂取してもらうのではなく、**コラーゲンを構成する栄養素であるタンパク質を摂取すると、歯茎のコラーゲンが生成されます。**従来の治療では考えられないほどの歯肉の改善が見られるのです。

その際に、重要な原則として**「Crude（クルード）」**である必要があります。Crudeとは「天然のまま」「加工していない」などの意味があります。必要な栄養素を補給しようとする場合に、変に何かと結合させてしまうと生理的にもしくは生化学的に、生体内で異なる作用をもたらしたり、狙った作用を期待できなくなってしまう可能性があるからです。

また、ビタミンB群のような栄養素は「ここまでの反応にはB1が必要で、次の段階ではB3が使われる」などのような協力体制で働きます。

さらに、タンパク質（アミノ酸）は総合的な使われ方をするので、たとえばバリンが10㎎あってもロイシンが5㎎しかなければアミノ酸全体として5㎎分しか作用しないというようなこともあります。

アミノ酸スコア

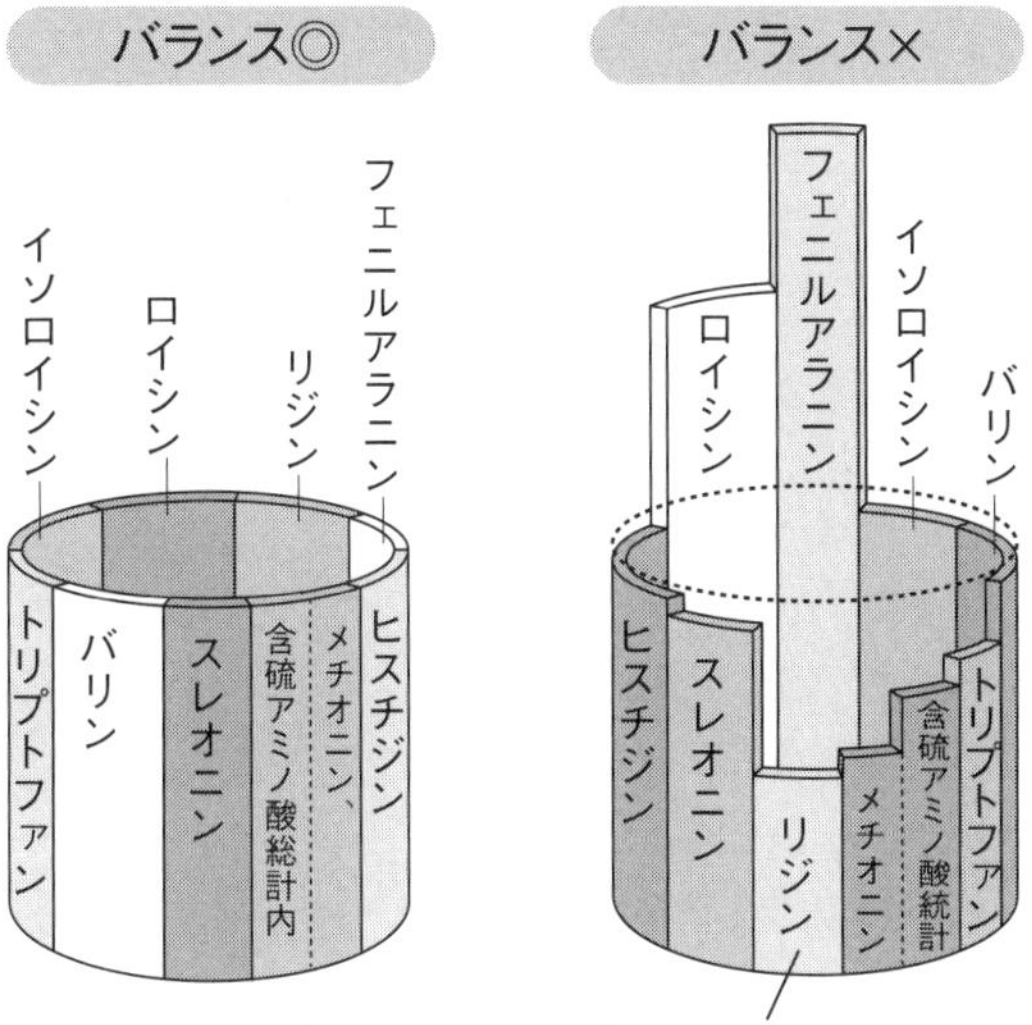

含有量が最も少ないアミノ酸が基準になって作用する

青汁やグルコサミンといった特定の成分の効能だけを狙って加工したり、合成したものではほんとうに狙った効果は出ません。

ましてや、一度生体内に入ってしまえば、原型がわからないほどに細分化されてからだの各所に行き渡ります。その配分を決めるのもあくまでもからだ自身なのです。

タンパク源として鶏むね

肉を食べる。鉄分を補うためにレバーを食べるといった、できるだけ自然界にあるものを自然界にあるようなかたちで補給することで、ホメオスタシスは向上します。これは栄養療法を実践するうえでとくに重要なことです。

もうひとつの原則が**「Precursor（プレカーサー）」**であることです。ある物質においてその物質が生成する前の段階（「前駆体」「前駆物質」）の物質ということを指します。

コラーゲンも筋肉も組織であり、その組織は細胞の集まりであり、細胞は細胞膜や核やミトコンドリアやマトリックスや小胞体やゴルジ体などで構成され、それらはコレステロールやタンパク質やミネラルなどで構成され、またそれらは窒素、酸素、炭素、水素などで構成されています。どの段階でどんな栄養素を摂り入れるべきかを考えたらキリがありません。

Crude（自然のまま）なPrecursor（前駆体）で栄養を摂り、配分はからだに任せる

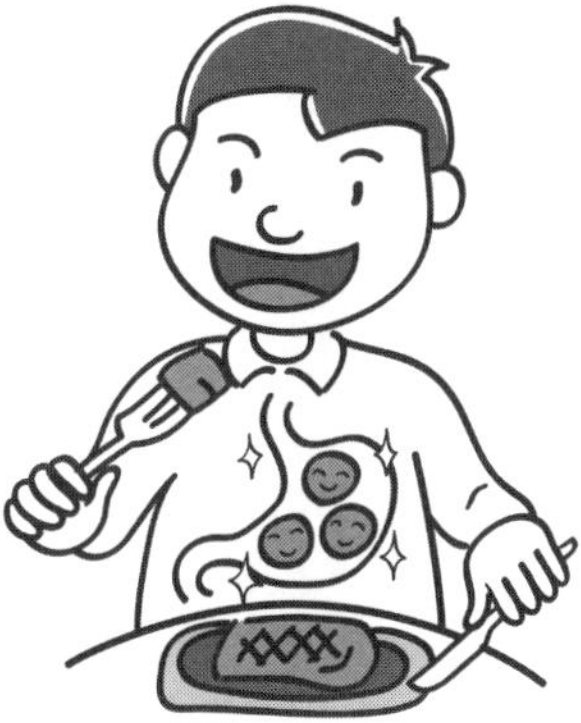

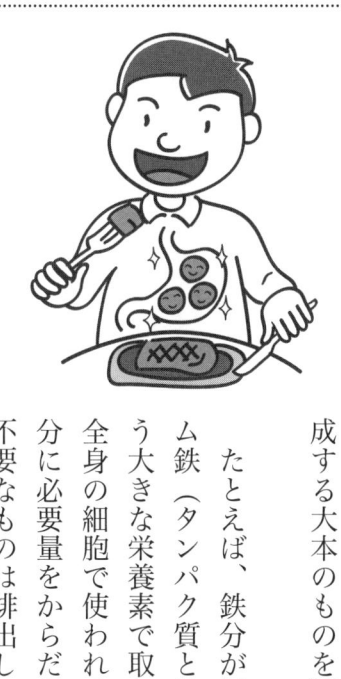

「必要な栄養素を摂り入れてあとはからだに任せる」と言いましたが、そのときの栄養素はできるだけからだを構成する大本のものを選びます。

たとえば、鉄分が足りなければ、ヘム鉄（タンパク質と結合した鉄）という大きな栄養素で取り入れれば、鉄は全身の細胞で使われるので、必要な部分に必要量をからだが勝手に吸収し、不要なものは排出してくれます。

ビタミンB群も同じです。ビタミンB1、ビタミンB12と細かくは摂り入

れません。

至適濃度があることを理解したうえで、Crude（自然のまま）なPrecursor（前駆体）を入れて、栄養の配分はからだに任せましょう。これが栄養療法の原則です。

細胞の機能を上げる栄養素

呼吸というものは2種類あります。ひとつは、肺を使った外界とのガス交換です。これを「外呼吸」と言います。

もうひとつは、組織細胞がグルコースやグリコーゲンなどの有機物（呼吸

ATP生成の過程

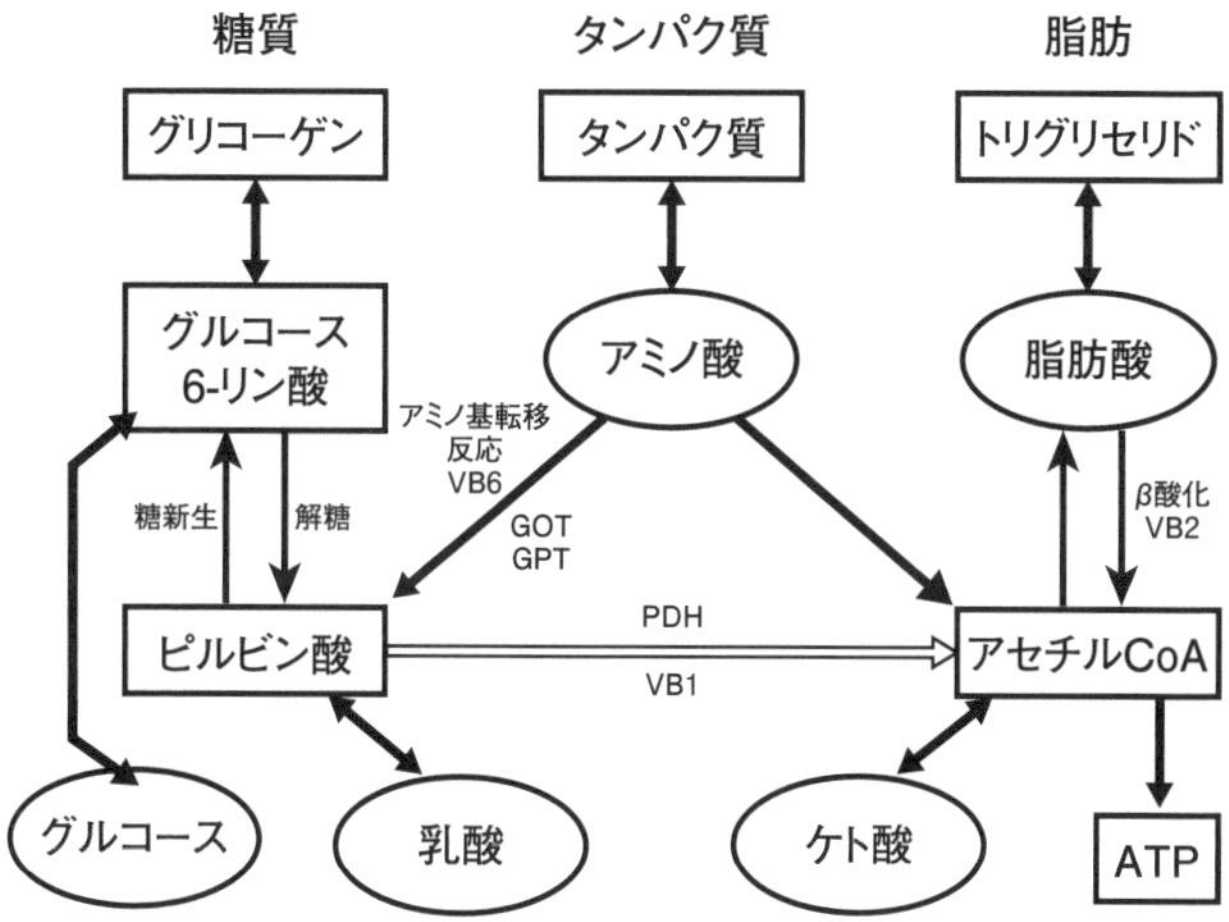

基質）を分解してエネルギーを取り出しATP（アデノシン三リン酸）を生成する過程で、これを「内呼吸」と言います。

ATPはすべての生体反応を起こすためのエネルギー源となる物質です。

なんのために栄養を補給するのか？

栄養療法のベースはATPの生成を正常に回すことです。

内呼吸の経路は解糖系〉ＴＣＡサイクル〉電子伝達系という段階を踏み（それぞれの説明をすると複雑になってしまいますので、ここでは割愛します）、ＡＴＰを産生する反応に**タンパク質**と**ビタミンＢ群**や多くの補酵素としてのミネラルなどが必要になります。

よくＡＴＰをつくるためにタウリンが内包された栄養ドリンクがありますが、あれはタコの刺身ひと切れ分と同じタウリンの量と言われており、ほとんど効果はありません。なぜ飲むとシャキッとするかというと、カフェインと糖質の作用です。

ほんとうに元気になりたければ、タンパク質とビタミンＢ群をなるべく前駆体のまま取り入れて、細胞修復やエネルギー生成はからだに任せるのです。

合わせて摂りたいのが**ヘム鉄**です。かつて生物が誕生したころ、地球上の酸素濃度は低く鉄は二価鉄（Fe^{2+}）で存在していました。生物は二価鉄を利用して進化したものの、やがて酸素濃度が高くなり、生体内で利用できない三価鉄（Fe^{3+}）が増えてしまいました。人類にとっての鉄欠乏のはじまりです。

実際に人間と共生している細菌や酵母は三価鉄と親和性の高い小分子化合物を加えたり、鉄還元酵素を発生させて鉄を取り込むことで生存します。人間は体内の細菌と鉄を奪い合っているとも言えるのです。

鉄はおもにエネルギー産生のために、肺で取り込まれた酸素を全身の組織へ運搬する役割があります。十二指腸・回腸で吸収され、フェリチンやヘモシデリンとして蓄えられます（貯蔵鉄）。

貯蔵された鉄は、生体内で必要とされたときに迅速に変換されて放出されます。成人では1000㎎の貯蔵鉄が必要で、フェリチン1ng／mlは貯蔵鉄8㎎を反映するので、理論的には125ng／ml必要とされます。一般的には100ng／mlだと正常と判断されます。

1997年、WHO（世界保健機構）は世界人口のうち、約20億人が比較的顕著な鉄欠乏状態であると報告しています。この結果に対して危険な状態であるという認識のもと、わざわざ声明を出しています。

遡ると、1982年には世界人口50億人（当時）のうち、少なくとも5億人は鉄欠乏状態だろうということが別の機関より報告されました。

数百年と変わらずにいた鉄の不足が、わずか15年で4倍に増えたという驚くべきことになっています。日本でも昭和50年代に入ってからの鉄の摂取量が急激に減少しています。

このように、世界的にも国内においても摂取量の減少傾向が確認されているにもかかわらず、あまり鉄欠乏について触れられることがありません。それどころか、健康診断においては「貧血」と診断されることは珍しい部類に入ります。

しかしながら、鉄は欠乏に対する症状が特定しにくいほど人体においてさまざまな反応に関与します。メンタルにも関係するとも言われます。

タンパク質（アミノ酸）、ビタミンB群、ヘム鉄。毒消し食は、これらの栄養素摂取を基本とします。食べものだけで1日に必要な量を補うことはできないため、サプリメントは必要になります。

栄養療法に慣れてくると、自分に足りていない栄養素がわかってきます。状態に合わせてビタミンDやEPA、亜鉛など基本となる栄養素以外にも必要な栄養素を摂り入れ、体調もコントロールできるようになります。

第 3 章

病巣感染
口腔内の炎症が
全身に影響する

糖質はばい菌を増やす

しばらく歯を磨かなかったり、磨き残しがあったりすると歯の表面に白い垢のようなものができます。歯垢です。歯科ではプラークと表現します。歯磨きをするとプラークが除去されて歯の舌触りがツルツルになります。学校や歯科医院で赤い錠剤を噛んで汚れの検査をしたことがある人も多いと思います。これはプラークを染色して確認しているのです。

ここまでプラークが重要視されるのは、口腔内のさまざまなトラブルの原因になっているからです。

口の中から毒を消すというのは、口腔内フローラ（口腔内の細菌叢）を整え、プラークの堆積を防ぐケアをすることです。

なぜ口腔環境が大切なのか？

「はじめに」で述べたとおり、口腔衛生状態が悪化してくると、増えた悪玉菌を多分に含んだ食物を胃に運ぶことになります。

弱った胃では消化・殺菌をすることができず、腸にまで口腔内の悪玉菌を送り込むことになります。その結果、腸内フローラ（腸内細菌叢）を乱し、免疫異常、全身炎症、全身性疾患、自己免疫疾患などを引き起こします。

すると、免疫自体が低下してしまうので口腔粘膜が常在菌に負けて、さらに歯周病が悪化するという負の循環に陥ってしまいます。

口腔環境が乱れると全身の免疫力が低下する

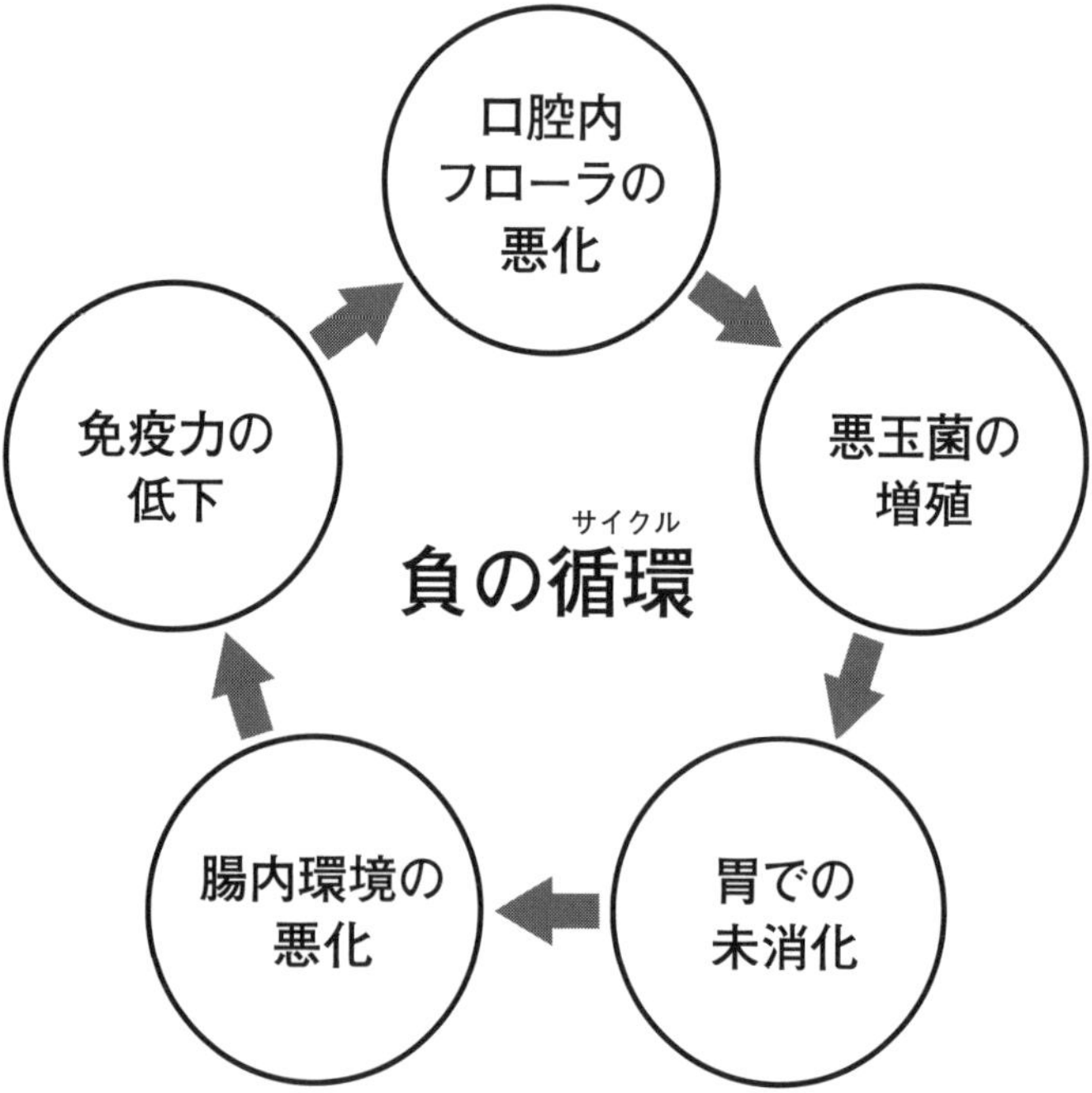

わたしの妻も、当時流行した口腔内を殺菌する次亜塩素酸水でうがいをするように勤務先の院長に指示されたことをきっかけに、口腔内フローラを乱し、腸管漏洩症候群（リーキーガット症候群）を招いてしまったと考えられました。とくに乱れた腸内細菌叢ではカンジダ菌が増殖し、腸管壁を傷つけるということがわかっています。

せっかく栄養を摂取しても、消化不良を招いていたら効果を実感できません。体内でしっかりと反応させるために、まずは口腔内フローラを整えて胃腸の機能を高めましょう。

プラークは食べものの残りかす（食渣《しょくさ》）や口腔粘膜が剥がれ落ちたものだけではありません。

顕微鏡で観察すると、大小さまざまな形態をした細菌の混在が見られます。

プラーク約1mgあたりに1億の細菌がいると言われています。プラークは成熟すると、細菌のほかに微生物や、時に酵母や原生動物が含まれていることもあります。

プラークの細菌数は3時間で約2倍になると言われています。1個の細菌が24時間で256個に増える計算になります。これらの細菌は多くが唾液に流されて、常時飲み込まれます。

食物とプラークの関係を調べる研究において、その多くでは糖質がよく用いられています。

プラーク形成後4時間程度のものに関しては、糖質の供給による影響が見られなかったことが報告されています。しかし、3日間〜4日間に渡る研究においては糖質の影響が確認されています。

糖質を摂取しなかった場合に比べて、グルコース（ブドウ糖）とフルクトース（果糖）ではプラーク形成に違いが見られなかったのに対し、スクロース（砂糖）では多量に膨隆したプラークが見られました。

また、形成される細菌叢にも違いが見られ、スクロースが取り込まれると悪玉菌の割合が増えることがわかっています。

プラークが堆積すると、歯の表面に酸素がいかず酸性環境下になり、時折溶け出してしまいます（脱灰）。電動ドリルでもなかなか削れない、人体でもっとも硬いエナメル質でできた歯を溶かすほどですから、相当に強い酸性です。脱灰を起こさないまでも酸に弱くなった状態では、ミュータンス菌が酸を発散して虫歯になりやすくなります。

「虫歯」と「歯周病」は歯科の2大疾患と呼ばれ、虫歯が頻発するようになったのは1800年代からです。多くの論文がスクロースつまり**精製され**

た砂糖の摂取が増えたことが原因であることを認めています。

砂糖はもともと細菌繁殖を防ぐために、保存食用に使われてきました。つまり、**砂糖を摂取することによって口腔内の常在菌は大ダメージを受けることになります。**

一方で砂糖によって増殖できる菌もわずかに存在します。それが虫歯の原因となるミュータンス菌です。ですから、食べてすぐ歯磨きをしたから大丈夫とは言いきれず、口腔内の細菌叢（口腔内フローラ）が悪くなったままの状態が続くことが問題となってきます。

ミュータンス菌といった虫歯の原因となる菌は、菌体内に糖質を貯蔵することで増殖します。甘いものを食べたあとは必ず歯を磨くという人でも、すでにミュータンス菌が存在すると、その環境は続きます。

糖質は善玉菌を殺し、口腔内に悪い菌だけを残してしまうのです。その結果、プラークの発育や維持にもつながります。

さらに、糖質は腸のカンジダ菌や大腸菌にとっての好物です。**おならがよく出る、臭い、便秘になる、アレルギー症状が出る。これらは腸内フローラが乱れている黄色信号**です。

口腔と全身の意外な関係

昔から私たち人間のからだの細胞は60兆個と言われてきましたが、最新の見解では37兆個ほどのようです。

驚くべきことにからだの表面や体内に存在する細菌は人間の細胞よりもは

るかに多く、その数は１００兆から数百兆とも言われています。

この膨大な数の細菌が人間のからだの至る所に存在し、各臓器の機能をサポートしたり、恒常性の維持に働いてくれています。


このように、ある生物がほかの生物に寄生するかたちでお互いに助け合って生きていくことを「共生」と言います。


人間と細菌は、もともと共生によって生命活動をおこなってきたと言っても過言ではありません。たとえば、腸内細菌のバランスによって、便秘や下痢などの原因にもなるということは多くの方がご存知でしょう。

そこでヨーグルトなどで乳酸菌を摂取しましょうという情報が流れるのですが、胃酸で消化されてしまい**腸まではほとんど届かない**のが現実です。

ある研究者の方が、腸内フローラに多少の影響を与えるためには、１日に一般的なパックのヨーグルト（400グラム）を16パック食べなければならないと言っています。

ですから、ヨーグルトを食べて便通がよくなったと言う人は、腸内フローラが整ったというより、乳製品のアレルギー症状としてお腹を下している状態に近いのかもしれません。

大概の「プロバイオティクス」も体内に定着して増殖し続けることはほとんどありません。口腔内フローラにいいサプリメントとしてプロバイオティクスは活用してもよいでしょう。ただ、糖質を抑えて、歯ブラシとフロスで清潔にしておけば、口腔内フローラは整います。

このように人為的コントロールが難しいということも「共生」の特徴であるのかもしれません。

また、腸には2億個〜6億個の神経細胞があり、密に脳と連絡を取り合っています。「腸脳相関」と呼ばれていて、生理学では脳内伝達物質である「セロトニン」の約8割が腸内細菌によってつくられていて、脳がそれを利用しているとされます。

このような関係は口から腸にかけてのいわゆる消化管（腸管）でも見られると、近年の研究でわかってきています。**口腔内の常在菌のバランスが体内における常在菌のバランスにまで影響をおよぼす**というものです。

「歯の治療くらいだから全身にそれほど影響はないだろう」

このような考えはおそらく、ほとんどの歯科医師にも共通していることだと思います。歯科大学で「口腔と全身との関係」は教わるものの、「治療することはない」という理由からかどのような治療がされているかについてはほとんど学ぶことはありませんでした。わたしも栄養療法を学ぶまでは漏れることなく全身と口腔を関連づけて診療しない歯科医師でした。

ただ、実際には肝炎患者様の口腔粘膜には扁平苔癬《たいせん》が出やすいことや、高血圧の薬を服用している方の歯茎が増殖してしまうなど、現実としては全身の症状を口の中で確認することができていたのです。

全身と口腔とのつながりを考えないことが習慣となっている結果、銅イオンと亜鉛イオンの比率を狂わせかねない薬剤の使用や、発がん性が疑われる薬剤の貼付、口腔内細菌を壊滅的に消毒してしまうマウスウォッシュでのうがいなどが、いまだにおこなわれることにつながるのかもしれません。

アメリカのいわゆる厚生労働省（FDA）は、無菌効果を謳った商品には改善命令を出しています。薬用石鹸やデンタルリンスガムといったものが対象です。

良かれと思っていた殺菌効果が、むしろ皮膚などでは湿疹を招いたようです。口腔内の過剰すぎる殺菌も、それ以降に続く消化管の細菌叢に影響をおよぼす可能性は十分にありえます。

マウスウォッシュにはアルコールが入っていることも多く、粘膜の表面がスベスベになってしまっている人がいます。無菌よりも菌叢（口腔内フローラ）を整えることが大切です。人間の細胞数は37兆個。対して、菌の数は200兆個。

無菌をめざすという発想がそもそもおかしなことで、人間は皮膚も口腔内も粘膜も、細菌が共生していないところはありません。とくに鼻粘膜や喉頭粘膜そして口腔粘膜は外部からの菌が入り生着して繁殖することを常在菌が防いでくれています。

マウスウォッシュのみならずうがいそのものは、ほとんど歯周ポケットに入らず、歯と歯の間にも入りません。効果がないことはエビデンスで出ています。

基礎疾患をおもちの患者様からも「前の歯科医院では全身との関係なんて言われませんでした」と苦言を呈されることもしばしばあります。

このような歯科と全身との関係の乖離が歯科業界で当たり前のように考えられているというのは、口腔と全身の関係性をほんとうに考える専門の科が開かれるなどの動きがいまだにないことからもわかります。

通常であれば血管内に侵入した細菌は数分以内に駆除されてしまいます

（細菌内皮系）。しかし、歯周病になると、歯周ポケットが菌の入り口として機能し、常時細菌が侵入し続ける環境になってしまいます。

すると、異物（抗原）として白血球・内皮細胞・幹細胞に認識されて、攻撃されて（抗体反応）、全身的な炎症が起こってしまうのです。

炎症性物質（ＴＮＦ－αやＩＬ－６など）の血中濃度が上昇すると、細胞にあるインスリン受容体がブロックされてしまいます。受容体が開かないのでグルコースが消費されずに高血糖状態となっていきます。

血糖値が高いほどタンパク質は糖と結合し、劣化しやすくなります（終末糖化産物）。これは強い毒性をもち、さまざまな老化現象を引き起こしてしまいます。

さらに、（アテローム性）動脈硬化を引き起こしているプラーク内から歯周病菌が検出されました。

これは、歯周病原性菌（ポルフィロモナス・ジンジバリス）を細胞表面（Ｔｏｌｌ様受容体）が感知し、免疫反応によって歯周組織が破壊されるのと同時にアテローム性動脈硬化の炎症反応を促進すると言われています。

また、これらの免疫応答反応の中で生成されるＩＬ—６などの炎症性物質が肝臓に作用してＣ反応性タンパク（ＣＲＰ）を上昇させたりヘモグロビン濃度（ＨｂＡｌｃ）を上昇させるなどのメカニズムが示唆されています。

ＳＩＢＯ（小腸内細菌増殖症）

ＳＩＢＯ（Small Intestinal Bacterial Overgrowth）をご存知でしょうか？

日本語では小腸内細菌増殖症と言います。まだあまり知られていませんが、大腸にある菌が小腸に入り込んでしまう病気です。

本来あまり細菌が存在しない小腸に口腔常在菌が届いてしまうこともありますし、大腸から腸内細菌が逆流することによっても生じてしまうこともある小腸の感染症です。口腔内と腸がつながっていることを物語っています。

SIBOによる症状はお腹に止まるものではなく、アレルギーや過敏性腸症候群、肥満、うつ、肌の劣化、心筋梗塞、糖尿病など多くの全身の病気との関係が疑われています。過敏性腸症候群の多くもじつはSIBOだとも言われます。

治療には食事療法と口腔ケアが重要であることがわかっています。毒消し食が有効なのです。

お腹の張りやぽっこりお腹の人は、SIBOを疑います。食物繊維のサイ

SIBO（小腸内細菌増殖症）

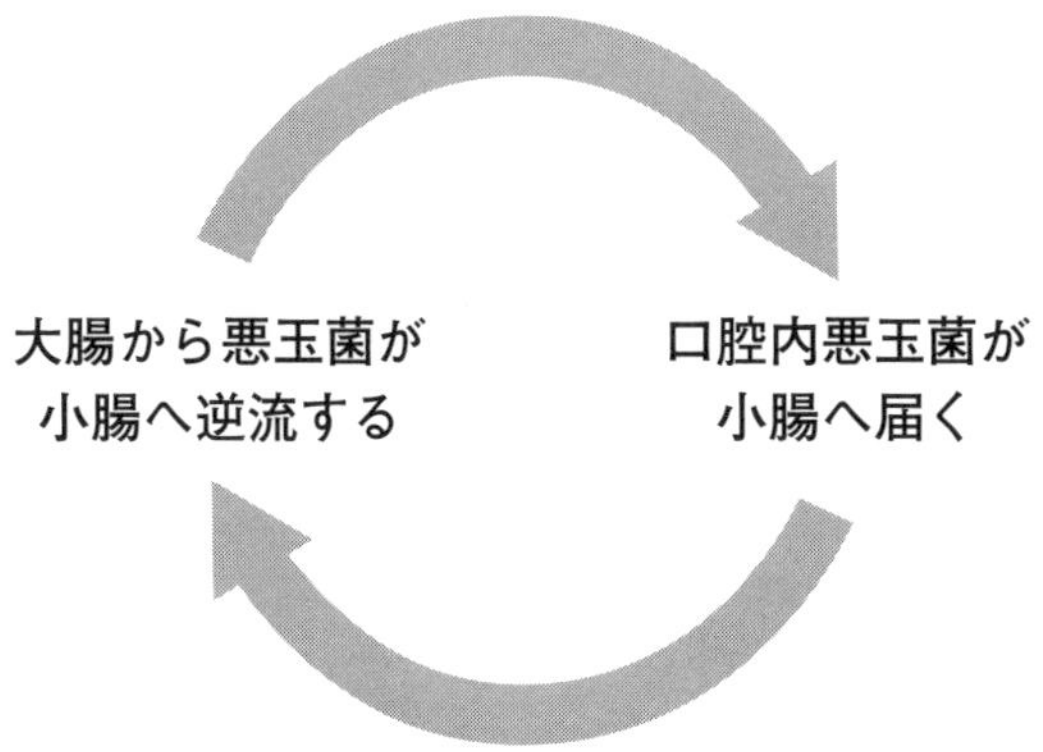
大腸から悪玉菌が
小腸へ逆流する
口腔内悪玉菌が
小腸へ届く

リウムと水をシェーカーで溶かして飲むと腸のクレンジングになります。

また鉄を静脈注射すると、鉄が体内で三価の鉄から二価に変換されて吸収されるときにフリーラジカルが発生してしまうことがあります（経口摂取では意外と安心）。これをフェントン反応と言います。変換される部位は小腸粘膜です（このとき組織損傷も起こり得る）。

つまり、吸収率の悪い非ヘム鉄を過剰に摂り入れると腸内細菌を活性化させてしまい、SIBOが起こりえます。
後述しますが、毒消し食で鉄吸収として、タンパク質と結合したヘム鉄を推奨するのはこの理由からです。

糖質は歯ぎしりを増やす⁉

糖質は口腔内フローラを悪化させるだけではありません。歯ぎしりも増やしてしまっている可能性が示唆されています。

じつは、歯ぎしりはほとんどの人がしています。

そもそも歯ぎしりは、胃潰瘍との関係性によりストレスが原因と言われていますが、それだけでなく糖質自体が影響している可能性があります。ストレスには精神的ストレス以外に糖質による酸化ストレスなどもあるからです。糖質の摂取によって上がった血糖値を抑えようとしてインスリンが分泌されます。そこで急激に下がった血糖値を上げようと、交感神経優位になるので、興奮状態になって歯ぎしりが出るのです。人によっては5時間以上も続く場合があります。つまり、寝ているあいだずっとです！

歯ぎしりは歯、あごの筋肉、顎関節、骨を悪くします。また、睡眠の質も低下させてしまいます。弱いところに症状が出ます。

また、アドレナリンが分泌されて交感神経が優位になると、血管を締めるので高血圧になります。歯ぎしりは血糖調節異常と相関関係があるのではないかと注目されています。

ストレスを減らすにはタンパク質を摂ることです。抗ストレス物質のＧＡＢＡはタンパク質からなります。また、その生成にはビタミンＢなども必要になります。

糖質は歯も黄色くする

歯の色についてはシェードガイドという器具があり、日本人の平均的な歯の白さはＡ３と言われています。

糖質摂取が多い人は経験上この数値よりもかなり歯が黄色いです。また、本来白く明るいはずである生えたての永久歯も、お菓子を食べているとすでに黄ばんでしまっている子もいます。

体質や遺伝的な要素以外にも、臨在する乳歯と比べて明らかに黄ばんでいるので、生まれたあとに摂取したモノによる影響が考えられます。

タンパク質は複数種類のアミノ酸が結合してつくられています。その中のプロリンというアミノ酸はとくに強く糖の影響を受けます。すると、コラーゲン内のプロリンがグリケーション（糖化）の作用を受けて変色したり硬くなったりするなどの悪い変化が起こります。これは、日常ではりんごが茶色くなる様子で多くの方が見たことがあると思います。この反応は、メイラード反応や糖化といった言い方をします。**糖の影響が強いので変色する**のです。

プロリンは唾液の中にも存在します。糖との反応がいいので、結合して歯の表面につくと、歯が黄色くなります。

さらに内部の象牙質も糖質で黄色くなると言われています。

いまの45歳〜50歳くらいの人たちは、風邪を引いたときにテトラサイクリンという抗生物質を処方されたことがあるかもしれません。

幼少期にテトラサイクリン系の薬を飲むと、歯の神経と象牙質の間にある象牙芽細胞に抗生物質が作用して象牙質を分解し、ホワイトニングでも白くならないほど変色（深緑や黒）してしまいます。

近年ではこの反応は大人が抗生物質を飲んだときにも生じる可能性が示唆されています。

このほかに歯の変色は、口腔内を清潔に保っていないことでプラークが堆積していたり、喫煙者はタールが付いていたり、番茶多飲者はタンニンの付着が見られることもあります。

また、加齢によってエナメル質の透過性が向上し菲薄化することによって内部の黄色くなった象牙質の色が反映されてしまうこともあります。

鉄不足は歯並びを悪くする⁉

ウェストン・A・プライスが世界各国で歯並びについて調べました。その研究結果によれば、数万年前の洞窟から発掘された人骨に歯並びが悪い人（不正咬合《ふせいこうごう》）はほとんど見られなかったとノースカロライナ大学のプロフィットという先生が報告しています。

正確には現代人の多くに見られる叢生《そうせい》と呼ばれる歯が重なったり並びきらないようなものはほとんどなく、不正咬合のほとんどは骨格のズレによるものでした。

さらに昔ながらの伝統的な食生活をしている原住民でも同じ傾向が見られました。一方で、同じ原住民の部族でも、**現代食に移行した母親の子から歯並びは悪くなっている**ことがわかりました。母親の胎内にいるときから乳歯は生え始めるので、親の食生活の影響を受けるというのは納得の結果です。

コラーゲンの周りにカルシウムとマグネシウムがつくと骨ができます。コラーゲン生成に鉄が必要で、先に述べた世界的な鉄の摂取不足を考えれば、生まれつきの要素だけではなく、後天的な要因として鉄欠乏で歯並びが悪くなっていることは十分考えられます。

一般的に成人は、1日あたり10㎎〜15㎎の鉄が経口摂取されています。そのうちの約10％にあたる1㎎程度が体内で使用されます。鉄は吸収率がすこぶる悪いのです。

内訳は消化管において潜血で0・4mg、粘膜の剥離や脱落によるもので0・1mg、胆汁中に0・2mgが喪失します。その他、汗や脱落する表皮細胞に0・2mg含まれて喪失し、尿中の排泄により0・1mgの喪失があります。これらを合計すると約1mgとなり、吸収量とほぼ同値を示しバランスのとれた状態となります。

ただ、女性の場合は月経血による鉄の喪失も起きるので注意が必要です。日本人女性の平均的な月経量は約60mlとされ、これによる鉄の喪失は約30mg程度であるだろうと言われています。1日平均に換算すると2mgの喪失に相当し、**成人男性の約2倍の鉄の摂取**が必要です。

また、妊娠と出産時期の喪失は1日あたり3mgにもおよぶとされ、1回の出産で体内の鉄分を半分以上を失います。それゆえ、第一子よりも第二子のほうが歯並びが悪かったりします。月経痛、ＰＭＳ、更年期障害も鉄欠乏が併発してみられます。

鉄不足のおもな原因は次の２つです。

1　食物中の鉄含有量の低下

加工精製食品、乳製品、果物、砂糖、油脂など鉄をほとんど含まない食品の摂取量が増加し、また、調理器具に鉄製のものが使われなくなり、野菜などの栽培に有機肥料を使用しなくなりました。

そのほか、作物の栽培時に堆肥ではなく化学肥料が使われるようになったことから土中の鉄分量が減ったことなども要因と考えられます。

2　吸収障害

胃が弱っていると、鉄分の吸収が落ちてしまいます。

また、疲労中には鉄が抜けるので、鉄欠乏の恐れが生じます。よく疲労解消のためにマッサージを受ける人がいます。マッサージは筋肉に溜まった乳酸などの老廃物を出すことが目的とされ、血行を促すことによって一時的にすっきりします。

しかし、なかなか疲労感が解消されないときは鉄欠乏も疑わなくてはいけません。血行がよくなるという観点においては、鉄分を補給すればヘモグロビンと酸素の結合量が増えます。

そもそも乳酸は糖質がブドウ糖に変換されたのちにピルビン酸脱水素酵素

の作用を受けられないと逆回転の代謝が起こり生成されるものであって、疲労によって生成された物質ではないことがわかります。たしかに乳酸が溜まると活動性は落ちるかもしれませんが、乳酸を取り除くから疲労が抜けるという話ではありません。

さらに、もみ返しは炎症反応です。炎症には五大兆候というものがあり、そのうち疼痛や機能障害に進展してしまうかもしれません。筋肉痛の状態で無理やり固まった筋肉のマッサージはプロでなければ危険です。

これは、風邪のときに生じる関節痛や筋肉痛にも同様のことが言えます。Lグルタミンの不足によって生じているため、補給することによって症状はだいぶ緩和されます。

ビタミンB不足はIQを下げる

「別に」
「普通」
「とくには……」

子どもたちに、その日学校であったことを尋ねると、こんな答えが返ってくるようになった経験はありませんか？「自我が芽生えてきたのかな？」「思春期かな？」親は色々と考えがちですが、栄養面ではビタミンB不足かもしれません。

物事への興味・関心は、ビタミンB1の摂取で5倍変わると言われています。ビタミンB群を適切に摂った母親から生まれた4歳児は、摂取不足の母親から生まれた場合と比べて**平均で10近くIQが高くなる**という研究結果があります。

また、その上限も30以上の違いがみられた報告されています（ビタミンB群摂取群最高値150に対し、摂取なしでは117が最高値）。

10日間で400％上がったという研究結果もあります。

また、ビタミンB12の摂取で、**認知症も改善**が見られます。

ビタミンB群のなかには葉酸も含まれます。胎児の神経伝達をよくするため、よく妊婦向けに葉酸が配布されています。

しかし、人工的に精製された葉酸は、正常な細胞な活動がおこなわれにくく（メチレーション回路の不活性）、自閉症と関連するので人工葉酸は控えるように指導する医師もいます。

天然の葉酸サプリメントが手に入らない場合には、ビタミンB群とヘム鉄を摂ることです。

さらに、ビタミンB群が不足するとメラトニンが出ないため、睡眠の質が下がります。「いくら寝ても疲れが抜けない」「夜中うなされる」「ちょっとしたことで目が覚めてしまう」こうした症状を訴える方々にビタミンB群のサプリメントを摂ってもらうと熟睡できるようになったと話してくださいます。

ですから、**夜泣きもビタミンB不足から起こります。**眠りが浅いのです。

問診時では、簡易的にビタミンB群が足りているかを知るために夜泣きの有無や夢を見るかどうか、また夢は白黒かカラーか、知っている人が夢に出てくるかなどを伺うこともあります。

鉄不足でもメラトニンが出にくくなり（5-HTPという物質の生成が円滑におこなわれなくなる）、眠りが浅くなることもあります。朝まで連続して眠れず、夜中に目を覚ます女性はかなりおられました。

足がむずむずして眠れない人は鉄やマグネシウムが不足しています。このマグネシウムが不足するとからだのどこかに石ができます。マグネシウムの不足は、その他のあらゆるミネラルの不足が疑われるので注意が必要です。**胆石などは古くからマグネシウムの摂取で改善する**ことが報告されています。

よって、歯の清掃状態が良好にもかかわらず歯石の沈着が早い場合にはマグネシウム不足を考えます。

からだの状態から不足している栄養素がわかる

歯の知覚過敏を起こす原因のひとつにくさび状欠損（歯のエナメル質が欠けて内部の象牙質が露出する）というものがあります。

従来であれば、見つけしだい欠けた部分をコンポジットレジンやグラスアイオノマーといった詰めものをすることが推奨されました。

しかし、よく考えれば、歯の象牙質が露出し始めたのは患者様が来院された直前に起こったものではないのです。かなり以前からそのような状態で、何かのきっかけで冷たいものがしみるようになったわけです。変化したのはからだの内部からと考えるほうが理にかなっています。

たとえばナイアシン不足でも知覚過敏が生じますが、その場合は脂肪肝になっている可能性も高く、インスリンの影響、すなわち血糖調節異常を疑います。

診断は診療室に患者様をご案内するときから始まっています。歩き方がぎこちなければビタミンDとタンパク質の不足を疑います。

ビタミンDは筋肉運動のぎこちなさを改善する作用があります。フレイル（衰弱状態）などの治療でも注目されている栄養素です。

びっこを引きながら歩いている高齢者の方に血液検査をしてもらうと、ビタミンD（25OHD3）濃度が30ng／mlを切っています。**ビタミンDを飲んでもらうと、普通に歩けるようになります。**

Jリーガーを対象とした実験では、**ビタミンDを摂取したほうがはるかに怪我が少ないという結果**が出ました。

タンパク質不足は唾液の量でも計ります。一般的に歯科診療では味のないガムを噛んでもらってから唾液量を計るのですが、咀嚼時唾液といって活動性のあるときの唾液量なので、全体としては一時的な反応です。

多くは安静時の唾液が重要になり、その量や質が口腔内の恒常性のために働いてくれています。

唾液はスポンジのようになっていて、噛んだ筋肉の動きで絞って出しているのです。自然に出る唾液量（安静時唾液）を計るには、唇を裏返して1分ほどで何粒出るかを見ます。少ないときにはタンパク質不足によってからだが脱水している場合があります。

タンパク質不足は筋肉の活動を落とすので、結果的には誤嚥性肺炎にもなりやすくなりますし、進展するとサルコペニア（骨格筋力の低下）、フレイル（衰弱状態）、ロコモティブシンドローム（運動器疾患の発症）へと発展し、最後は寝たきりになります。

タンパク質が不足すると、からだが脱水するだけでなく筋肉が分解されます。筋肉を分解して糖新生を起こすことで血糖値を維持し、脳を守ろうとしているのです。運動不足だとやせ細っていくのはそのためです。最後は寝たきりです。動かなかったのではなく、動けないから寝たきりになってしまったのです。

よく地域の健康センターに中高年の人たちが足しげく通っている光景が見られます。じつは、**運動よりも先にタンパク質（アミノ酸）摂取をしなければ**

ば、筋肉がつかないのでトレーニングをしても仕方がありません。

また、運動をすると普段よりもタンパク質が2倍ほど必要になってしまいます。タンパク質摂取不足のまま運動をするとからだが酸化してしまいます。健康を害する可能性が上がってしまうものの、気力は充実してしまうので問題の把握が遅れます。

タンパク質不足で筋肉痛を抱えながら運動している人も結構います。筋肉痛はLグルタミン（アミノ酸の一種）の不足ですから、露骨にタンパク質不足を起こしてしまっています。

さらに、**汗をかくので鉄や亜鉛も抜けてしまいます。**補充が間に合わなければ関節を痛めたり、怪我につながりやすくなります。タンパク質不足の状態での運動にはそれくらい注意が必要なのです。
運動するよりも、まずは外へ出て軽めの散歩から始めましょう。日光浴をするとビタミンDがつくられます。

段差がないところでよくつまずく、机や椅子に手足をぶつけることが多いという人は、単なる注意力不足ではなく小脳性運動失調症かもしれません。小脳の神経障害が起きているのです。ひどくなると、酩酊したように歩行がふらついたり、ろれつが回らなくなったりします。

問診をすると、「毎朝パンを食べています」「パスタが大好きです」といった答えが返ってきます。グルテンもタンパク質の一種ですが、摂りすぎると**脳の神経伝達がスムーズにいかなくなってしまう**のです。

また、小麦グルテンは甲状腺にも影響をおよぼします。これらはグルテンフリーにすることで治ります。

運動の習慣がないのに関節が痛いという人もいると思います。関節痛は軟骨などの組織成分であるコラーゲンやコンドロイチン硫酸の不足によることが多いです。これらはタンパク質と鉄からできています。

またコンドロイチン硫酸の不足は目の網膜の結合にも関与するので、不足する人の中には飛蚊症が見られる場合があります。それらを問診した結果、顎関節症との関連が疑われた場合には栄養の補給を指導します。

タンパク質と鉄の摂取によって、立ち上がるのもつらがっていたわたしの母親は、わずか2ヵ月ほどで正座ができるようになりました。

ただ、市販のコンドロイチン薬は鮫軟骨のエキスと言いながら、調べてみたら陸上動物のＤＮＡが出てきたというリサーチがあります。

また、コンドロイチン硫酸が、損傷した神経の電気信号をやりとりする軸索の再生を止めてしまうという論文も出ています。関節の痛みを治すために飲んでいたら、回復どころか神経阻害していたということにならないよう、注意してもらいたいです。

サプリメントを使用するにしても、一度で健康効果を期待しすぎないようにしましょう。蒔いた種が実るには時間がかかるように、何回も試しながら、自分に合ったサプリメントを見つけていくべきです。

「できれば食事から栄養を摂りたい」ということが言われていますが、病態改善や日常の健康維持には相当な栄養量が必要になります（たとえばビタミンB1なら1日に納豆2500パックの摂取が必要）。

また、食材から栄養を摂りたくても加熱調理や加工すると栄養素がなくなります。**スムージーもミキサーにかけた瞬間に酵素が死んでしまいます。**健康のために朝はスムージーという人は、糖質（果糖）を摂っているだけなので避けましょう。

そもそも酵素もタンパク質が材料となっているので、胃ですべてアミノ酸に分解されます。酵素としてそのまま機能しないのであれば、酵素の材料であるタンパク質を摂ればいい話です。

栄養療法の原則はCrudeなPrecursorでしたね。同じ理由で**黒酢や青汁などども意味がありません。**

タンパク質しかり、ビタミンCしかり、必ずほかの栄養素と結合したうえで生体内機能物質として使われます。合成された栄養素を取り入れてもそのまま体内では使えません。

発酵食品を多く食べてグルタミンが増えすぎてしまうと、からだに炎症を起こすことがあります。

水素水も国民生活センターが調査をし、水素ガスの検出が認められなかったものや表示値以下の水素濃度だったものがほとんどであり、健康増進効果を謳うような表現の改善が事業者には求められました。

重金属によるアレルギー症状

歯に入れたものが全身に症状を起こすなんて信じられますか？

水銀がアマルガム（銀歯）の有毒性については国会でも議論され、無機水銀なら問題はないと結論づけられましたが、腸内ではカンジダ菌などの影響を受けて有機に変わってしまうことが明らかになっています。

奈良の大仏は建立時に金箔を貼るのに水銀を使って、大量の死者が出たという話を聞いたことがあるかもしれません。

映画「アリス・イン・ワンダーランド」で、ジョニー・デップが演じた時計職人は典型的な水銀に曝露《ばくろ》された人を表現しています。

昔の帽子職人は水銀を使ってフエルトを整えたらしいのです。ですから、すきっ歯で、目が飛び出しています。

通常の金属は共有結合と呼ばれる強固な結合様式でそれぞれの原子がつながっているのですが、歯科アマルガムは化学結合のため、その結合の弱さから24時間絶えず気化していると言われています。

一部はからだに取り込まれて、胎児にも影響があります。わたしも治療をしていると気持ちが悪くなってきます。

開口時には乾燥と温度低下が生じ、閉口時には湿潤で温度上昇するということを頻繁に繰り返し、酸性と中性（時にアルカリ性にまで）を行き来する口腔という過酷な領域は、金属の安定性を保証できる環境ではありません。

40代以降の人の2人～3人に1人はアマルガムが入っていると言われています。水銀は全身に影響をおよぼし、アレルギー症状、免疫力低下、糖尿病などさまざまな症状として現れます。イオン化（電子が奪われて劣化する現象）して口腔粘膜から吸収され、汗腺や皮脂腺でアトピー症状または湿疹などの症状を引き起こすのです。

口腔内では唾液の出方がおかしかったり、水銀で修復された歯の付近の歯が局所的におかしくなっていることが見受けられます（動揺歯や破折など）。これらの疾患と水銀との関連を診てゆくのは非常に大変なことなので、まずからだに取り込まないことが最重要になってくるでしょう。

厳密に水銀中毒かどうか知るためには毛髪ミネラル検査や重金属検査を試すしかありません。

日本歯科医師会はアマルガムの廃絶に向けての取り組みを発表しています。

古い歯科医院では気化した歯科アマルガムが壁に付着してしまい、日常的に曝露している可能性があります。それが原因でからだから水銀を取り除いても定期的に体調を崩すという話もあり、そのために医院を畳んだ先生もおられるようです。

むやみに削ると医院のスタッフも曝露するリスクがありますし、患者さん自身の取り込みも大きくなってしまうため取り除くには大掛かりな準備と専門技術が必要になります。アマルガムの除去ができる歯科医院を訪れましょう。実際に口の中から金属を取り除くとこれらが改善した患者様は何名もいます。

水銀の代わりになるのは樹脂（レジン）です。ただ、アレルギーをもつ人もいるため、反応を見ながらセラミックを選択するときもあります。

欠損が大きく被せなければいけないが、セラミックの代金が厳しいとき、保険適用の合金パラジウムの使用が選択肢となりますが、アレルギーがある人は30％ほどいると言われていて、海外の一部の国では使用が禁止されているので注意が必要です。

また、入れ歯安定剤に含有される「亜鉛」によって健康被害が生じたため商品回収されたということもありました。

ただ、**アレルギー症状の根本的な問題は腸の状態**です。アレルギー反応とは免疫異常であり、腸が免疫系の物質のほとんどをつくっています。体内の免疫系の乱れが、たまたまからだのどこかに現れるというだけです。当院の患者様にも、扁平苔癬が改善すると同時に、重度のアトピー症状も緩和した方がいらっしゃいます。彼女は、40年ぶりに肌が見えたと大変喜んでくださいました。

知人のご子息はアトピーで鉛筆を握ることすらできませんでした。いまはアトピーだったこともわからないほど改善しています。小麦、乳製品をカットして、糖質制限もおこないました。

さらに体内から重金属を排出するＥＰＡと亜鉛のサプリメントを飲みました。ＥＰＡを豊富に含む食品としてエゴマ油が有名ですが、ＥＰＡは加熱に弱いので煮たり炒めたりするとよくありません。スプーンなどで直接飲むか、サラダなどにかけるような使い方の工夫が必要です。

ただ、これだと量が足りない場合が多く、日本で販売しているサプリメントも含有量が少ないため、重度のアトピー性皮膚炎の方には向いていません。友人のご子息は、医療用のＥＰＡと亜鉛のサプリメントを飲んで半年くらいで治りました。

いずれにしても免疫にかかわる細胞もほとんどがタンパク質でできているため、タンパク質摂取は前提です。

さらに炎症とは溶血状態ですから、軽いアトピー性皮膚炎であったとしても24時間365日出血が続いています。当然、鉄欠乏状態になりやすいため、ヘム鉄のサプリメントも同時に摂取することが望まれます。

男性の場合は鉄不足で痔による出血がみられることもあります。タンパク質、ビタミンB群、鉄の摂取は毒消し食の基本になります。

アトピーをはじめとするアレルギー症状には、重金属が絡んでいるかもしれません。

口の中に水銀が入っていませんか?

大気中や水道管の鉛、お菓子などに含まれるヒ素、一部のお米からはカドミウム、職場の金属のちりからも重金属がからだに入っているかもしれません。体内の重金属の蓄積は次の検査でも調べることができます。

有害重金属の検査方法

毛髪ミネラル検査	毛髪からミネラル・有害重金属を測定する検査	1万円～2万円
オリゴスキャン検査	手のひらに光を当ててミネラル・有害重金属を測定する検査	1万円～2万円
尿重金属ミネラル検査	尿中に排泄されるミネラル・有害重金属の状態を分析する検査	2万円～3万円

重金属に関しては、胎児期に母体から受け取った可能性もあります。有害な重金属が入っていると、亜鉛などの必要なミネラルが体内で働く部位の受容体を塞がれてしまううえに、ミネラルと競合して吸収率が悪くなってしまうことがあります。

さまざまな病院を巡ったすえに、ヨーロッパの専用施設まで訪れて重金属を抜いてもらっている方がいらっしゃいました。

この方も重金属が入っていて、亜鉛のサプリメントを摂取していたのにもかかわらず、検査では不足していることがわかりました。妹さんはてんかんがありましたが、毛髪ミネラル検査の結果、水銀とヒ素が多かったのでキレート療法をしてもらい症状が軽くなったと報告を受けました。

重金属は無自覚ですが、そのおよぼす症状は非常にこわいものです。

第4章

口の中から毒を消す
実践編

毎朝うんち10グラムを食べている？

人間は寝ているあいだ、副交感神経優位になり、ほとんど唾液が出なくなります。口を開けて寝ているから口が乾燥するというお話もあります。

そこで口の渇きを防ぐため、寝るときには唇を閉じるためのテープを貼るということが流行ったことがありました。

しかし、日中だと口を開けていれば自然とよだれが出て口腔内を潤します。交感神経優位だからです。

つまり、副交感神経優位なら口が開いていようがいまいが自然に渇きます。寝ているときに唾液が溜まったら溺れてしまいますよね。必要なときに必要な反応が起こっているのです。寝るときには副交感神経は必ず優位になりますから、口の渇きを防ぐ努力より、渇いたうえでどう対応すべきかを考えましょう。

口の中が渇くと洗い流す作用が落ちるので、細菌が増殖します。その量は翌朝には**うんち10グラムと同等量にまで達する**と言われています。歯磨きをしないで朝ごはんを食べている人は、うんち10グラムを胃に入れているも同然なのです。

菌の増殖はたいてい悪い菌が多く増えます。これに現代人の胃弱が手伝って、食物と一緒に胃に入った菌は、そのまま腸まで届き、腸内フローラを悪化させます。腸内フローラが乱れると免疫力が落ちたり、セロトニンの分泌がおかしくなります。

昔は食事に硬い食品が混在していたことで、噛むことによって歯の表面に溜まるプラークが落とされていました。

プラークは歯の面に長くとどまると悪性度が高まってしまうため、繰り返し落とすことが必要なのですが、軟食になってしまった現代食ではプラークが落とされるどころか堆積するきっかけにまでなってしまいます。

つまり、食事による口腔内の自浄作用には期待できなくなってしまっています。

毎朝うんち10グラムを食べているとしたら、どう思いますか？

朝食前に軽く、朝食後はしっかり歯磨きをしましょう。

また日中に仕事や学校でストレスがかかっていると交感神経の作用によって唾液の粘性が上がります。これによって唾液が細菌を洗い流す作用が落ちてしまうので、やはり細菌増殖が疑われます。

夕方、治療に来られる方の歯を見ると結構汚れがついています。日中にコーヒーを飲んだり、チョコレートを食べたりしているからです。

このような状態でいきなり夕食をとれば、大量の細菌を一緒に飲み込んでしまいます。朝昼晩問わず、**食事の前には必ず軽く歯磨き**をしたほうがよいでしょう。

うがいだけではある程度時間の経過したプラークは除去できないことが明らかになっています。可能なかぎり、歯磨きしてください。

フロスを使って大腸がん予防

昔は便秘がちだと大腸がんになりやすいので、食物繊維をたくさん摂りましょうと言われました。これはがんの発生原因として「刺激説」がある程度支持されていたからです。

最近では大腸がん患者の大腸に「フソバクテリウム・ヌクレアム」という細菌が見つかったことが知られています。これは口腔内にいる種類と同じものであることが報告されています。

口の中が汚れることで、口腔内の細菌が大腸に入り込み、大腸がんのリス

口腔内フローラを整えるフロス

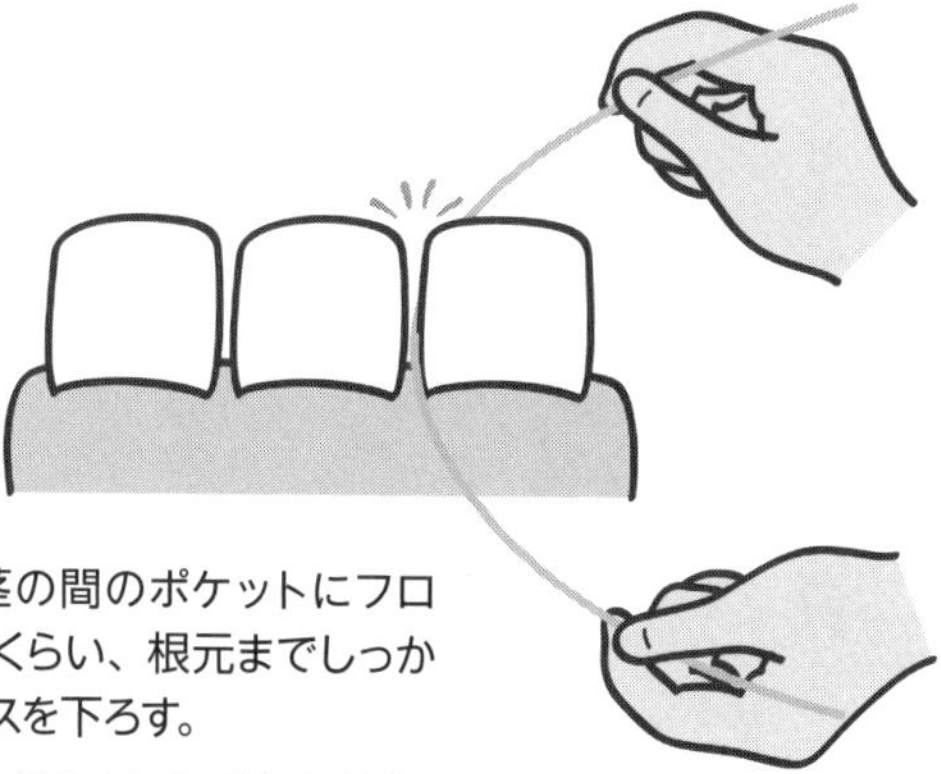

①歯と歯茎の間のポケットにフロスが入るくらい、根元までしっかりとフロスを下ろす。
②背中を洗うようにしごきながら、汚れを下から上へかきあげる。

クを引き起こす。この事実を知ったときにはとてもショックでした。もっと気楽に口腔ケアができればよかったのですが、歯と歯の間に多く存在するフソバクテリウムをしっかりと除去するための処置が必要です。

すなわち、**デンタルフロスを使った口腔ケアは必須**になります。

フロスは手間がかかるとおっしゃる人も多いので、「今日は上顎の右半分だけ」「明日は下顎の左半分だけ」と、日ごとに場所を分ける方法を勧めています。

奥歯だけは毎日やって、前歯はたまにやるという分け方でもいいと思います。習慣がないところから習慣をつくるには、小さな一歩を踏み出していくことです。

「フロスを使うと歯茎から出血してしまいます」

こうおっしゃる人は、フロスで歯茎を傷つけているわけではなく、すでに歯茎の中で炎症を起こしており、フロスの刺激で出血に至っています。炎症状態では血管は透過性を亢進しており、充血していますから血が出やすい状態なのです。

もちろん、歯と歯の間に力づくでフロスを入れると痛みは出ます。歯と歯の間にある歯肉を歯間乳頭と言いますが、刺激に弱くコル状になっています。

強くフロスを当てすぎてしまうとフロッシングフラワーと呼ばれる花びら状の歯肉腫脹を起こしてしまうときがあります。

ですから、フロスを使用するときに**もっとも注意すべきは歯の間に入れるとき**にあります。ワックスでコーティングされているフロスを滑らせるように軽く入れれば出血には至りません。

歯磨きの場合もブラシを同じくらい軽い圧力で扱いましょう。具体的には圧力は100グラム未満と言われます。

力を入れてゴシゴシとしなければ汚れが取れているような気がしないかもしれませんが、正しい歯磨きはブラッシングではなく汚れをほうきで掃くようなイメージです。きちんとした歯ブラシの使い方をしたほうが汚れは除去できます。

歯ブラシは小回りが利くように**頭の部分が小さくて、**力が入りすぎて傷つけないよう**ブラシがやわらかいもの**を推奨しています。持ち方は5本指で握ると小回りが利かなくなってしまうので、**ペングリップ**か**2本指**で持ちます。そして、**やわらかいブラシでも毛先が倒れないくらいの力**で歯を磨くのです。

この話をすると、とくに力加減について驚かれます。

しかし、歯垢染色液（歯医者で使われる歯垢が赤くなる溶剤）で見ると、みるみる歯垢除去できることがよくわかります。

力を入れてゴシゴシすると反対に歯ブラシの毛先が倒れてしまい、払っているだけで汚れをかき出せません。歯のエナメル質も傷めます。人によっては歯よりも歯茎が前に膨らんでいる人がいるので、歯茎を傷めてしまいます。その結果、歯肉退縮や知覚過敏などが生じます。

また、**舌もしっかりと磨いてください。**口臭の25％は舌の汚れが原因です。

口腔内フローラを整える歯磨き

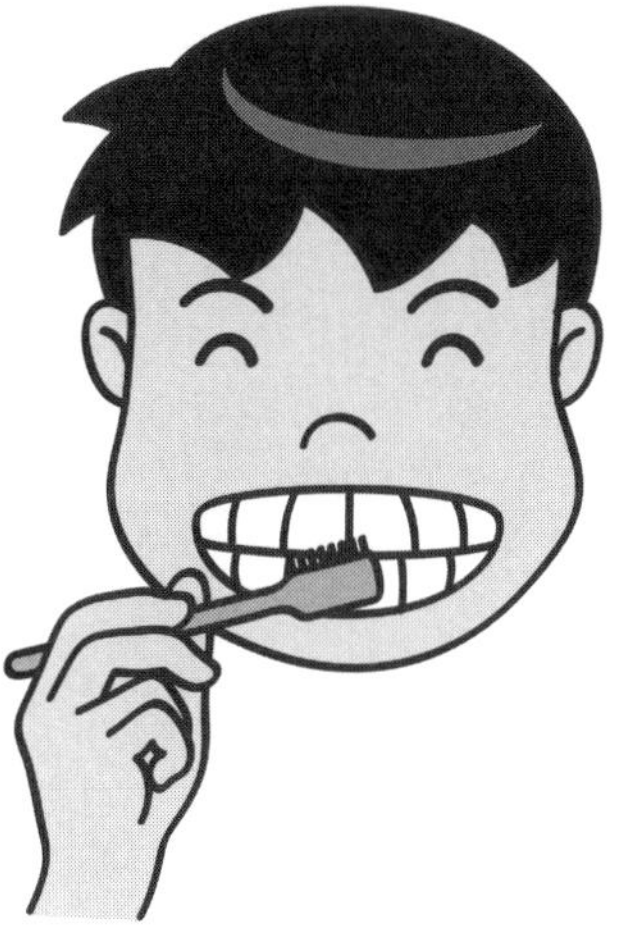

①箸と同じようにブラシを持つ

②毛先が倒れない力加減で、1面に対して2mm小刻みに歯ブラシを動かす

③歯の丸みに沿わすように横→斜め→上……と1面10往復。汚れを払うように歯ブラシを当てる

④全歯の1/4程度まで磨いたらティッシュペーパーで歯ブラシの毛の間の汚れを落とす

舌は筋肉の塊で本来はよく動くので、コケがあまりつかないはずです。

しかし、舌が運動しなくなってしまう（会話が減っている、あるいはフレイル状態）では舌苔が付着する機会が増してしまいます。

また、乾燥や低栄養状態などにより、糸状乳頭という舌のヒダが伸びて、汚れがとどまりやすくなってしまいます。その結果、菌が増殖し舌苔が付着するなどした結果、口臭となってしまいます。
慣れてきたら歯ブラシは電動を使用してもかまいません。わたしも使っています。

この歯磨き方法を指導すると、数年経っても虫歯は1本もできない患者さんが続出します。歯を磨くと免疫バリアが崩れるという話も聞かれますが、歯磨きのわずかな時間よりも常時繁殖している細菌の影響のほうが心配です。乱れてしまった細菌叢を正常な状態に整えるためには、やはり歯磨きは必要です。

歯垢除去の誤解された歯磨き

「甘いものを食べたあと、すぐ歯磨きをしています」

こうおっしゃる人もいます。ただし、すでに述べたとおり甘いものを食べた時点で、口の中の細菌が死んでしまい、悪玉菌が残ります。歯を磨いて糖質を除いたにしても、菌の組成が戻るまでには時間がかかります。歯磨きでリセットできるわけではなく、引き続き虫歯のリスクは高いのです。

砂糖はもともと菌の増殖を抑えるために、砂糖菓子のような保存食に用いられていたものだと述べました。**甘いものは食べただけで細菌叢が狂う**ことを忘れないでください。

また、**歯磨きには歯磨き粉もうがい薬も使う必要はありません。**これは歯科関係者であれば知らない人がいないほど定説となっているお話です。

歯磨きの基本は歯ブラシによる機械的清掃です。**歯ブラシの形状さえもほとんど違いはありません。**とにかく歯面への当て方がすべてなのです。

少し磨いたらブラシの間に入った汚れをティッシュペーパーなどで拭き取り、また歯を磨いていきます。ブラシの毛と毛の間に生じる毛細管現象（細いところに汚れが絡みついていく）を利用して、歯に付着した汚れを取るようにするのです。

コツは少し乾く程度まで拭き取ることです。これにより磨いた気になるという誤解を避けることができます。

原則として歯磨き粉は不要ですが、どうしても磨き心地が欲しい人は歯磨き粉もありです。フッ素が気になるようであれば重曹歯磨き粉がお勧めです。

たまに塩で歯磨きする方もいらっしゃいます。歯茎が引き締まったように感じられるようです。

しかし、塩によって歯茎の腫れが引いたということよりも、収斂作用や浸透圧の問題で一時的にそのように感じられるだけだと考えています。腫れ＝傷口に塩を塗るなどということは、皮膚であっても粘膜であっても避けたほうがよいでしょう。

キシリトールは糖アルコールと呼ばれる炭水化物であるため虫歯になりにくいことは確かなようです。

ただ、天然界には少量しか存在しないため工業的に化学合成で人工的につくられています。また大量に摂取すると下痢を起こす刺激性もあることから、慎重に検討して使ってください。

テレビコマーシャルの影響でキシリトールが普及しているフィンランドは虫歯が少ないという印象をもたれた方も多いようですが、実際にはフィンランドの砂糖消費量は日本の2倍ほどもあります。

つまり、フィンランドではキシリトールが普及したから虫歯が減ったのではなく、砂糖をそれだけ使用しても虫歯になりにくい習慣が根付いていることを意味します。それは歯科医院への定期検診です。

また、歯科医院によっては、デンタルフロスではなく、ウォーターピックや歯間ブラシの使い方を指導されます。しかし、歯間ブラシは歯と歯の間の重なっているところを磨けないので虫歯については予防効果は薄く、歯茎を傷めて萎縮させてしまいます。

歯間ブラシが歯茎を刺激して歯肉退縮を起こしてしまうことから、歯磨きに歯茎のマッサージ効果も期待するという話も疑問に思います。

そもそも粘膜はデコボコしているので、ある箇所には強く当たり、ある箇所には当たりません。その圧力分散はほぼ調節することはできませんし、歯肉の薄い部分もあれば厚い部分もあり、どこにどれだけの圧力をかければいいのかという議論はほとんどされていません。

そもそもマッサージとは筋肉に対して、乳酸や老廃物を出すためにおこなわれます。筋肉が乳酸の蓄積によって機能障害を起こすのに対し、結合組織である歯肉に乳酸は溜まりません。

結合組織とは筋肉、骨、内臓以外の部分です。硬い付着歯肉の上から振動を加えても効果が期待できるとは思えません。

マッサージは血行をよくするという見方もあります。ただ、そもそも人体のあらゆる組織は血流がなければ壊死に向かいます。

たとえば心臓はつねにポンプのように（それはまさしくマッサージのようでもある）動いているわけですが、それでも冠動脈が詰まります。これはマッサージにどれだけ効果があるのかという話にもつながるでしょう。

そもそも歯周病は炎症を起こしていて、ある意味では血行がよくなってしまっている状態です。血行の改善は鉄分やタンパク質摂取量、脊髄の造血能、心臓の拍動の強さなど総合的に判断されるものであって、マッサージひとつで評価すべきではないと考えます。

マッサージによって組織の回復が早まったというお話もありますが、せいぜい1日〜2日ほどの違いです。

歯垢除去はフロスを使うか、歯ブラシの歯への当て方だけが効果を発揮します。

口臭の8割は口腔内が原因

悪玉菌が増えると口臭も増えます。また代謝産物（プラークなど）で歯が黄色く見えます。

歯科の業界では、虫歯になる条件として「カイスの輪」という考え方があります。宿主（抵抗性）、細菌、環境の3つの要素によって虫歯になります。

口臭の原因のうち、87％が口腔内由来、残りは8％が耳鼻咽喉科領域、

5％が全身あるいは不確定なものであると言われています。

全身の影響においては、肝臓や腎臓の不全症、気管支のがんといった重篤な病気に進展する可能性があります。


口腔内の菌については、通常は嫌気性菌（レッドコンプレックス）が発酵生成物（L―システイン、血清、硫化水素、メチルメルカプタンなど）を産生し、それが口臭の原因になります。

メチルメルカプタンは歯周ポケットから湧き出る体液（歯肉溝浸出液から検出される）なので、舌だけではなく歯周ポケットもケアしなければなりません。

よって、歯周ポケットが深くなり炎症が強くなるほど口臭は強まります。


唾液は口臭を防ぐ働きがある一方、乾燥するとカダベリン、スカトール、インドールなどの硫黄を含まない物質を放ちます。これが口臭の原因にもなります。ですから、口腔乾燥症や唾液の分泌量の少ない人はからだからの改善が必要になります。

舌の表側、これを舌背と呼びますが、舌背は表面積が大きいので口臭を発生させる主要因となることが多いです。剥離上皮細胞（口の中のはがれた細胞）、食物残渣、細菌などが舌に蓄積し、細菌の作用により腐敗を起こします。

ここまでが87％を占める口腔内由来の口臭原因です。

耳鼻咽喉領域では慢性咽頭炎、化膿性副鼻腔炎が原因となることが多いです。また、後鼻漏も口臭の原因になります。この場合は、鼻腔から喉に液が流れるような自覚症状を訴えることが多いです。

口臭のきつい人の多くには逆流性食道炎が見られます。肺では慢性気管支炎や気管支拡張症、気管支のがんが主口臭の原因となっています。

胃や腸管もまた原因に挙げられます。消化管の筋肉が弱くなっている場合、胃の消化したガスが上がってきて口臭が生じます。

また、ジメチルサルファイドのようなガスが腸で再吸収されると呼気から吐き出されて口臭の原因になります。

さらに、胃ヘルニアに逆流性食道炎が伴うと口臭が強くなるとされていますが、意外なことに胃が原因の口臭はこの場合のみとなるようです。

糖尿病疾患や肝臓疾患では、アセトン臭（りんごの腐ったようなにおい）、アンモニア臭などが現れます。

口臭治療の第一選択は口腔の治療となります。その場合、炎症のある深い歯周ポケットや舌苔のような原因を除去する方法がメインとなります。**口腔ケアで口臭の8割以上は抑えることができます。**

ホームケアとしては、塩化亜鉛やトリクロサンを含む歯磨剤を舌背に応用すると4時間程度は口臭を減らすと言われています。20％以上の重曹を含む歯磨剤や過酸化水素を用いた洗口も3時間程度口臭を減らす効果があるとされています。

舌苔の処理は薬剤の洗口に加えて舌ブラシを用いてブラッシングすることで口臭を減らすことができるとされています。

意外と知られていないのが、咽頭からの臭いです。上を向いて「オー」と言いながら深いうがいをすることが対策のひとつになります。

2002年に洗口剤、歯磨剤、化粧品の口臭治療に対する評価が発表されましたけれども、**ミントやほかの短い作用の消臭剤はほとんど効果がない**ことが明らかになっています。

口腔の乾燥による口臭については、唾液量を増やすためにどのような方法を用いても有効のようです。液体の滴下やガムの使用に有効なものもあるようです。

また、噛むことで歯の周りの靭帯が刺激されたり、骨や唾液腺が刺激されて唾液（安静時唾液）が出るようになります。

1日のうち、何かを食べている（咀嚼時）よりも安静にしている時のほうが時間が長いので、安静時唾液にはもっと注目すべき価値があると考えられます。安静時唾液の量には、タンパク質の摂取状況や服薬などの影響も関与します。

恐ろしい薬剤の副作用

ここまで誤解されている口腔ケアについて説明してきました。歯科でおこなわれる治療についても、リスクがあるまま、まかり通っているものもたくさんあるので言及しておきます。

近年、銅イオンによって虫歯菌を殺菌する商品が歯科業界で発売され、「虫歯を削らなくてすむ」と喧伝されているものもあります。

銅は私たち人間のからだに含まれる微量ミネラルのうちのひとつです。その総量（1・2ppm）はほんのわずかで、全体重の0・01％以下ですが、身体反応の多くの分野で利用され、生命維持と健康にとって欠くことができません。

「体内に存在するミネラルを使用した薬剤のためからだにやさしい」そして、「健康被害は認められない」とされています。

しかし、溶出している（銅イオンと表記されている）ということは吸収もしている可能性が高く、口腔粘膜や小腸上皮による吸収が考えられます。銅イオンを発するものを口腔内に置いておくことによって、その銅のみを吸収させ続ける状態を24時間絶え間なくおこなっていることになります。

このときに起きる動態を把握していれば「元々からだに存在する必須ミネ

ラルだから大丈夫」という言葉は出ないと思われます。

多くの研究で銅と亜鉛のバランスを欠くことで健康被害が生じることが指摘されています。また、単独での銅過剰によっても精神バランスを欠き、攻撃的な性格に変わってしまうことが懸念されています。

わずかな量で生体機能の調和が取れる微量ミネラルだからこそ、わずかであってもその体内構成量を変えてしまうリスクがあります。

この薬剤に関しては虫歯菌の殺菌を目的としているようなのですが、単なる感染症とは違い、虫歯の場合では齲蝕《うしょく》原生菌による歯質の不可逆的な変性も生じています。

つまり、殺菌をしてセメントで塞いでも、菌の死骸、腐敗した組織が残っているので、それらが異物と認識され、免疫反応が起こる可能性があります。仮に腐食して異物と化したものを除去してもその過程で健康な歯質が見えてきて、痛みが生じる治療となります。

そのほかホルムアルデヒド系の薬（ホルムクレゾール、ホルマリングアヤコール）は発がん性があることが疑われています。

当院ではワックスの添加されていないカルシウム製剤と次亜塩素酸ナトリウムを注意深く使用するくらいで、薬剤はほとんど使用しません。

歯科で一般的に使われているワックス入りのカルシウム製剤は根管壁について しまうと乳酸を使用しなければ除去できません。そうすると、根管内の清掃が困難になってしまいます。薬には根元から溢れ出ないようにと注意書きが付け加えられましたが、当院では、念には念を入れて、根管の内部でじっくり溶けてくれるよう手練りで飽和した水溶液をつくります。

また、被せ物などを装着するときに、接着性レジンセメントが使用されます。これは歯のコラーゲンに接着させるものですが、虫歯などの影響で歯の構造が壊れていると、接着レベルが弱く剥がれてきます。接着性が落ちてくると、その材料と歯質との界面に生じたギャップで絶えず細菌の流入が起きてまた虫歯になってしまいます。

また、根の治療で使われる貼薬剤のうちビタペックスは、造影性を出すためにヨードホルムが入っているため、甲状腺疾患をお持ちでチラージンを服用している方などにとって禁忌です。しかし、既往歴を聞かれなかった場合はそのまま治療されてしまうので注意が必要です。

また、薬剤ではありませんが、ハーブと聞くとよいイメージがありますし、ハーブを推奨する医療もあります。もちろんそれは「葉に薬効」があるということを示しています。

ただ、これら葉にある薬効は、本来植物が虫に食べられないようにつくった化学物質によるものだということです。つまり、天然の毒薬という面があります。

また、森林浴で緑のいい匂いがするのは、植物が隣の植物を成長させないようにホルモンを出しているそうです。

あれだけ大きいのに動けないものが生き残るためには、毒素が強い可能性もあります。

たしかにハーブティーを飲むと鎮静効果があったりします。ただ、植物だからといって副作用がないという見方には懐疑的です。

実際には、古来より人類は野菜といえば根菜類を食べてきたわけです。葉についてはすべてが危険というわけではないですが基本的には植物の葉には毒があるということはおぼえておいてください。

よい歯科医院の見分け方

本章の最後に、歯科医院に対する見方にも一般的に誤解があるようなので述べておきます。

最近、マイクロスコープを使っている歯医者が増えています。最新機器を導入することで、少しでも治療の正確性を向上させたいというプロとしての気概がそうさせているのかもしれません。それはほんとうにすばらしいことだと思います。

ただ、それを取り巻く評価者によって「マイクロスコープを使用しているから治療の質が上がった」「予後がよくなった」と喧伝されている状況には違和感をおぼえます。

マイクロスコープについては**多くの研究で差異が見られないと報告されているから**です。歯内療法の外科処置についてはいくらかの予後の向上がみられるものの、根管治療の予後には好影響をもたらしているとは言えないとされています。マイクロスコープがないからという理由だけで歯科医院を変える必要はありません。

もちろん、今後の改良や治療方法の開発によって評価は変わってくるのかもしれません。

ただ、そもそも歯の根の中は一部しか見えないものです。とくに彎曲《わんきょく》しているとよ明るくしようが拡大しようが見えません。そのような特徴があるため、そもそも根管治療は昔からブラインドテクニックとして治療されています。つまり、見えない部分を治療するということが前提で、それに応じた根管治療の効果についての評価方法が揃っています。

その評価方法を決めた当時では、現在の数百倍とも言えるほどの拡大率は実現できていなかったかもしれませんが、拡大視野での確認による予後評価についても検討されたと思います。ただし、結果的には不採用になっているのです。治療の予後とは無関係と判断されたのでしょう。

つまり、**最先端の機器が導入されているからといって、すぐれた歯科医院とは言えません。**わたしはかつてＣＡＤ／ＣＡＭという口腔内の映像が即日に３Ｄ化される機器を、日本で２番目〜３番目に導入した病院で働いていたことがありましたが、データと実際の口腔内が一致したことはありませんでした。

その２年後にも同様の機器を取り入れたクリニックに在籍しましたが、そのときにもまだ納得できる精度にはなっていなかったので使用しませんでした。よくよく調べてみると、とある大学での30数例のデータをもとに取り扱いが可能になったということだったので、長期データが出ることを待っているところです。

薬にしても、治験データを取って問題がなければ各院に販売されます。しかし、長期経過を観察したデータが重要と考えています。あとになって「発がん性がありました」ではすまされないからです。

水銀しかり、過去にはホルムアルデヒド系、ヒ素系を使っていて、発がん性が確認され、使用が中止された薬もあります。当院では酸化チタンについても疑い、インプラントをやめています。

もちろん、咀嚼機能の回復という点において、インプラント治療にはすばらしい可能性もあるので、慎重に検討されるべきだとは思います。

ただ、少しの根尖《こんせん》病巣があったり動揺があるだけなのに「インプラントに変えたほうがいいですよ」と、簡単に勧められる論調には注意してもらいたいです。もしその担当医があえて自らの歯をすべてインプラントに置き換えているのであれば話を聞いてみるのはいいかもしれませんが、噛むことに関してだけではなく、口腔内のあらゆる組織や全身との調和を考えた場合、自前の歯よりもすぐれたものは存在しないということは間違いありません。

まずは治療を試みる。改善が見られなければセカンドオピニオンを受ける。ほんとうに手が尽くせない状態になってはじめてインプラントを検討する。これが望ましいステップです。

インプラントは代用品としてはすばらしいものですが、決してオリジナルを超えるものではないということを忘れないでください。

これは一般論ですが、熟練度を偏差値化するならば、偏差値60で何もしないのと一緒。それ以下だと悪化する。70以上でなければ改善できないとよく言われます。

学力でいう偏差値70は、全体の約2・3％です。歯科医なら1つの市に1人〜2人いるかいないかの割合になります。腕の立つ歯科医はそんなに簡単に見つからないと認識する必要があります。

「そんなに少ないの？」と驚かれるかもしれませんが、アスリートでもプロになれるのは、ほんのひと握りですよね。そのなかでもさらに活躍できる選手、できない選手に分かれます。

どの分野でも真のプロフェッショナルと呼ばれる人たちの割合はそれほど多くないことを頭に置いたうえで、歯科医の治療方針や説明に納得がいかなければ、いい歯科医に巡り会うまで何箇所も医院を回ってみるのもいいでしょう。

第 5 章

最強のデトックス
毒消し食

からだの6割を構成する成分を摂る

口の中から毒を消したら、いよいよ毒消し食の実践です。前述のとおり、栄養療法のベースは次の2つの栄養素を摂ることです。

・タンパク質
・ビタミンB群

これらの栄養素は**ATP（アデノシン三リン酸）という細胞を動かすためのエネルギーをつくります。**

加えて、毒消し食では**ヘム鉄**も欠かさず、摂取してもらいます。**鉄は生み出したエネルギーを細胞で機能させるときに必須となる栄養素**だからです。

まずは、タンパク質の摂り方について説明しましょう。

乾燥比つまり**水分を抜いた私たちのからだの6割はタンパク質**で構成されていると述べました。タンパク質は細胞膜をつくり、細胞骨格を形成し、生体内機能性物質（神経伝達物質、ホルモンなど）の材料になります。

また骨格、筋肉、皮膚をつくるだけでなく、全身に酸素や栄養素を運んだり、酵素やホルモンの材料として代謝を調節したり、抗体として生体防御もおこなっています。

体内に炎症があるとタンパク質の異化が進んでしまうので、より一層のタンパク質摂取が必要になります。筋肉疲労による酸化でもタンパク質の異化が進んでしまうので、やはり摂取が必要になります。

タンパク質が不足すると、骨や筋肉が衰えるだけでなく、皮膚・毛髪・爪もボロボロになり、血管がもろくなり、内臓の機能も低下し、代謝異常が起こり、細菌やウイルスに感染しやすくなります。

ですから、不調を改善しようと考えた場合、最初に改善を試みるものがタンパク質の代謝です。タンパク質の代謝が正常におこなわれることによってＡＴＰが生成され、全身のすべての細胞が機能を取り戻し、組織の改善が生じ、不快症状の改善へとつながります。

プロテイン（Protein）はギリシャ語で第一の物質という意味をもつように、**食事ではいかに必要なタンパク質量を摂取できるかを真っ先に考えます。**

タンパク質の必要摂取量(g)/日

=

体重(kg)

×

1〜1.5倍(最大でも2倍)/日

1日に体重(kg)分のタンパク質(g)を摂取することが推奨されていますが、必要量はかなりの個人差があります(10%〜40%)。食べ貯めはできません。成長期、妊娠授乳期はもちろん、高齢になると必要量が増します。

現在のところ、過剰摂取よる健康障害の根拠は示されていませんが、一般的には体重(kg)の1〜1・5倍のタンパク質(g)を目安に摂取し、最大でも2倍に留めるのがよいでしょう。

タンパク質は**肉、魚、卵**でバランスよく摂ります。ただし、卵は食べすぎるとアレルギーが出てしまう人がいるので注意してください。

大豆も悪くないのですが、植物性のタンパク質にはメチオニンやスレオニンといったアミノ酸が入っていないので、肉、魚などを食べて補完する必要があります。

タンパク質はアミノ酸に分解されます。人体に必要なアミノ酸は20種類あり、それらは揃って働きます。

また大豆に入っているレクチンという物質が体質的に合わない人もいます。

プロテイン、サプリメント選びのポイント

からだに取り込まれたタンパク質はすべてアミノ酸に分解されて使われま

人体に必要な20種類のアミノ酸

必須アミノ酸
（体内で合成できない）

- バリン
- メチオニン
- ロイシン
- フェニルアラニン
- イソロイシン
- スレオニン
- リジン
- トリプトファン
- （ヒスチジン）

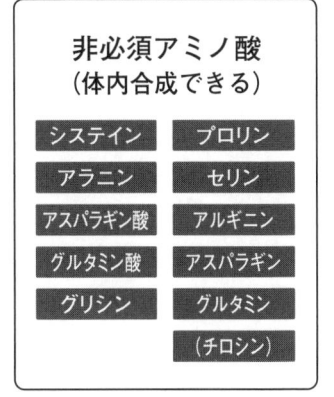

非必須アミノ酸
（体内合成できる）

- システイン
- プロリン
- アラニン
- セリン
- アスパラギン酸
- アルギニン
- グルタミン酸
- アスパラギン
- グリシン
- グルタミン
- （チロシン）

※（）は必須と非必須の両方の見解がある

す。アミノ酸は前述のとおり、体内で合成できる非必須アミノ酸11種類と、合成できない必須アミノ酸9種類があります。

この20種類はたとえば、必須アミノ酸のバリンが高くてもロイシンが低ければ、ロイシンの分までしか反応しません。

つまり、BCAA（バリン、ロイシン、イソロイシン）よりも、どのアミノ酸もバランスよく入っているプロテインやサプリメントを選びましょう。

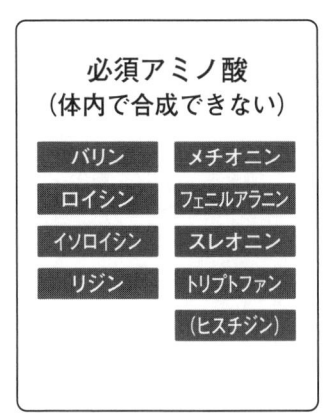

必須アミノ酸がすべて入っているのが、**ホエイプロテイン**です。ほとんどの人がタンパク質の摂取量不足なので、「ホエイプロテイン」と記載があるプロテインを勧めています。

ただし、これは乳製品由来のタンパク質です。体質に合わない人もいます。妻は乳製品がダメなので大豆由来のソイプレテインを飲んでいます。ほかにも植物由来のヘンププロテインやライスプロテインなどがあります。ホエイプロテインを試して、合わなければソイプロテイン、ヘンププロテイン、ライスプロテインに移行しましょう。

また、プロテインのなかには、からだを大きくする（太らせる）ために炭水化物を含んでいるものがあります。

無添加・ナチュラルなものが望ましいですが、糖質や人工甘味料（フレーバー）が入っていなければ飲みにくい人もいます。

まずはタンパク質摂取が先決ですから、口に合う味を選び、徐々にナチュラルなものに移行しましょう。

ドラッグストアなどで手に入るシェイカーを使って、牛乳ではなく水でシェイクして飲みます。わたしは朝食代わりに医療用のプロテインを飲んでいます。


ごくたまにプロテインを消化できない人もいます。そのような方はアミノ酸のサプリメントを摂ってください。これもドラッグストアで手に入ります。

サプリメントの味が苦手な人は味噌汁に混ぜることをお勧めしています。

本来なら、タンパク質は温めると変性してしまうので好ましくはありません。

ただ、消化酵素を飲んででもタンパク質は摂取してもらいたいです。

プロテインやサプリメントの力を借りつつ、タンパク質が足りてくると胃酸がつくられるようになり、量も食べられるようになっていきます。そこで肉や魚からタンパク質を摂取しましょう。

肉選びのポイント

肉選びのポイントはズバリ！　種類よりも**脂肪の少なさ**です。たとえば、**牛**はそもそも草食動物です。霜降りの肉にはなりません。私たちにとっては高級な霜降り肉も健康にはよくありません。牛に穀物を食べさせることで脂肪を増やして肉に霜を降っているのです。

レッドミート（ハム、ソーセージなどの加工肉、牛、豚、羊、馬などの赤身肉）の摂りすぎは、発がん性のリスクを高める可能性をＷＨＯは示唆しています。

また、その下部組織である国際がん研究機関（IARC:International Agency for Reserch on Cancer）は次のような公表をしています。

「1日50グラムの加工肉を摂取するごとに、大腸がんのリスクが18％増加する」

「1日100グラムの牛肉、豚肉、羊肉（ラム、マトン）、馬肉、山羊肉を摂取するごとに大腸がんのリスクが17％増加する」

一方、国立がん研究センターは日本人の平均的な摂取量であれば影響はないか、あっても少ないと報告しています。

これらはがんのリスク低減のために提唱され、レッドミートの摂取を一切禁じているものではありません。

しかし、わたしは好んで牛を選びません。食べるときもできるだけ**グラスフェッド（牧草を食べている）牛を選んで、霜降り肉は避けます。**

家畜は肉質をやわらかくするために去勢されることもあるようです。これによるホルモンバランスや食肉としての影響もいまだわかりきっていない部分もあります。

また、オーストラリアでは牛海綿状脳症（ＢＳＥ）の問題から反芻動物に対して肉骨粉の給与を禁止しています。

近所のスーパーで「ビタミンＥが豊富な卵」というものを見かけたことがないでしょうか？　**鶏**が摂取したものの影響が卵に出るようです。

鶏は食べているものによって脂身の成分が変わります。スーパーで売られている鶏は何を食べさせているかがわからないので、**皮を食べないという選択肢**もありでしょう。合成飼料の成分がもっとも出るのが皮です。

ＢＳＥなどのプリオン病（狂牛病）は、廃棄する牛のかすを合成飼料として与えていたことで起こりました。

人肉を食べる習慣のある民族でも同様の症状報告があるため、同じ種族の肉を食べてはいけないと言われています。慎重な判断が求められています。

しかし、コンビニの**チキンの一部や卵**では、その生産段階で骨肉粉を使用すると発表がありました。同じ鶏を合成飼料として食べさせようとするものです。

さらに、業務用の油にはシリコンが使われるので、サラダチキンだからといって手放しで安心とは言えません。

もちろん、あまり厳密に考えすぎて食べるものがなくなってしまうよりは、必要なタンパク質量を保つほうが肝心なので、おにぎりやパンよりもサラダチキンを食べることのほうが大事です。

出荷される前の牛や豚が食べたものによる健康への影響は、今後のさらなる研究を期待したい分野です。

一方、**肉の種類はそこまで気にしません。**むね肉でもひき肉でも胃に入ればすべて同じアミノ酸に分解されてしまうからです。

豚は寄生虫のリスクがあると言う人もいますが、わたしはしっかり加熱すれば問題ないと思って食べています。

ただ、ハンバーグはパン粉が入っているかもしれないのであまり口にはしません。

このように肉の摂取だけでも色々とお話はあります。ただ、タンパク質不

正しい肉の選び方

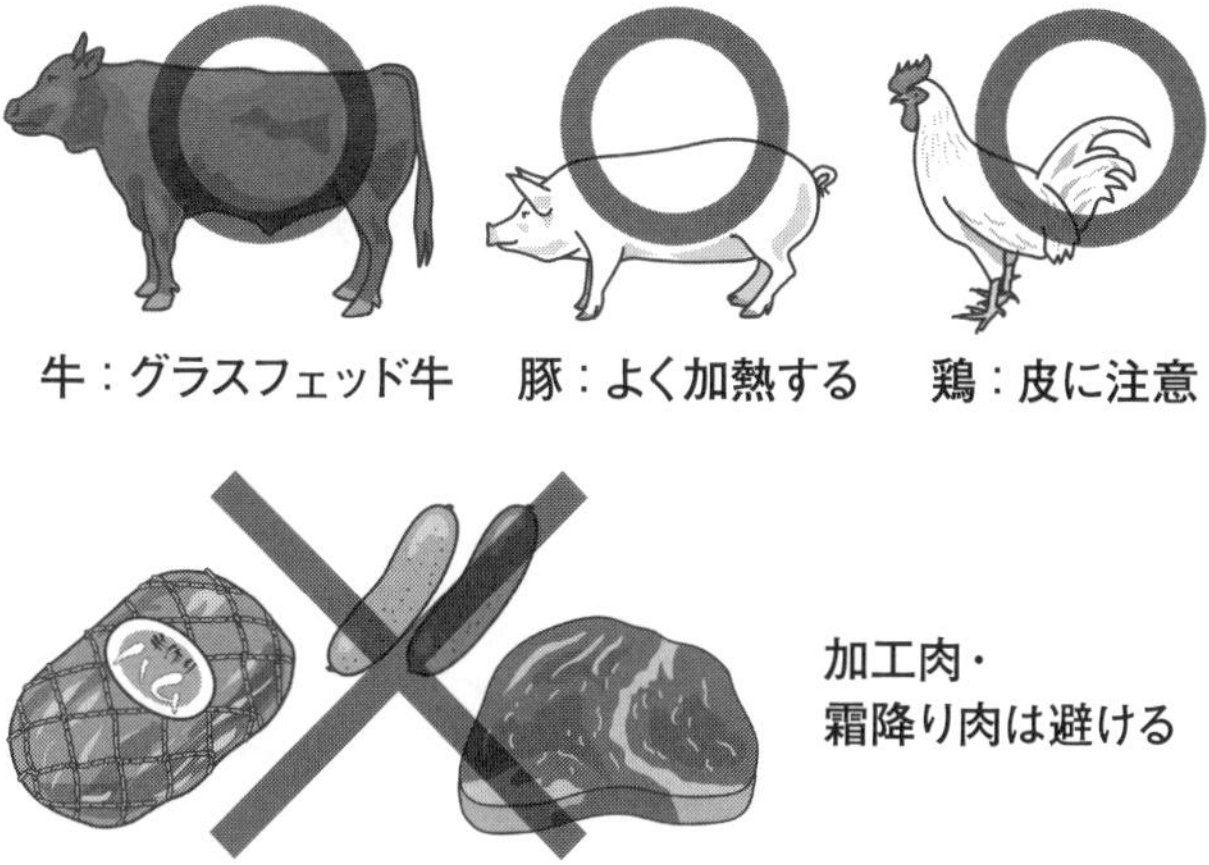
牛：グラスフェッド牛
豚：よく加熱する
鶏：皮に注意
加工肉・
霜降り肉は避ける

足や代用として糖質を摂取してしまうほうが健康リスクが大きいので、食肉についての考えも改善していく努力は必要になるとは思いますが、完璧な食材いわゆるスーパーフードはないという現実的な視点からも、できるかぎり**必要なタンパク質摂取量を保つ**ことを第一に食事をしてください。

蛇足ですが、ホルモンにはコラーゲンがふんだん含まれています。美容のためにコラーゲンのサプリメン

著者の1日の食事

朝食	プロテイン
昼食	アミノ酸サプリメント
夕食	肉（300g～400g）、納豆、卵、豆腐

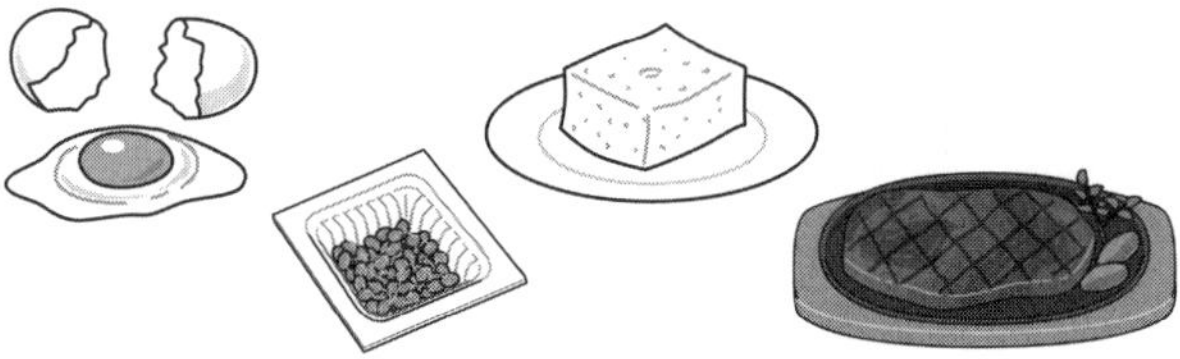

トを飲んでいる人もいますが、コラーゲンはタンパク質、鉄、ビタミンC、亜鉛などさまざまな栄養素からつくられます。

タンパク質は胃で消化・分解されてアミノ酸になると述べました。つまり、コラーゲンのサプリメントを飲んでも一旦すべてアミノ酸に分解されてしまうので、タンパク質を摂っていれば、コラーゲンを摂る意味はありません。

わたしは朝プロテインを飲んで、

昼はアミノ酸のサプリメント、夜に肉を300グラム～400グラムに納豆、卵、豆腐を食べる1日1食を続けています。肉は焼いたり、しゃぶしゃぶにしています。妻は焼き鳥や豚のしょうが焼きをお弁当にしたりしています。

女性は鉄分が不足がちなのでレバーを摂るといいでしょう。貧血が強い女性に、鶏レバーの串を1日3本～4本食べてもらうと、頭がすっきりすると仰います。

魚選びのポイント

日本人は古来より魚介類からタンパク質を摂取していた民族です。肉同様に魚も赤身はすべてNG、サイズにもこだわる人もいますが、わたしは臨床現場の実感から、魚の種類はとくに気にしなくてもいいという立場をとっています。

マグロやカツオのように、生態系の上位に位置する魚は、水中の水銀を取り込んだ小魚をたくさん食べているため、生体内で濃縮されている可能性がリスクとされます。体内に重金属が蓄積するリスクを心配する方や妊婦の方などはできるだけ避ければよいでしょう。

タンパク質は加熱すると変性を起こして構造が壊れてしまうので、**肉も魚もできるだけ生に近いほうが望ましい**です。ライオンやサメのように自然界で生肉を食べている動物はがんになりません。

魚は刺身でいただけますが、生肉は難しいので、焼いたりゆでたりしていただきます。豚は寄生虫が恐いのでよく焼きます。

朝食にコーンフレークと牛乳にヨーグルトとバナナを食べている人が多くいます。小麦のグルテンや牛乳のカゼインは腸を荒らすことがわかっています。**小麦製品・乳製品は一切摂りません。**

正しい魚の選び方とNG食品

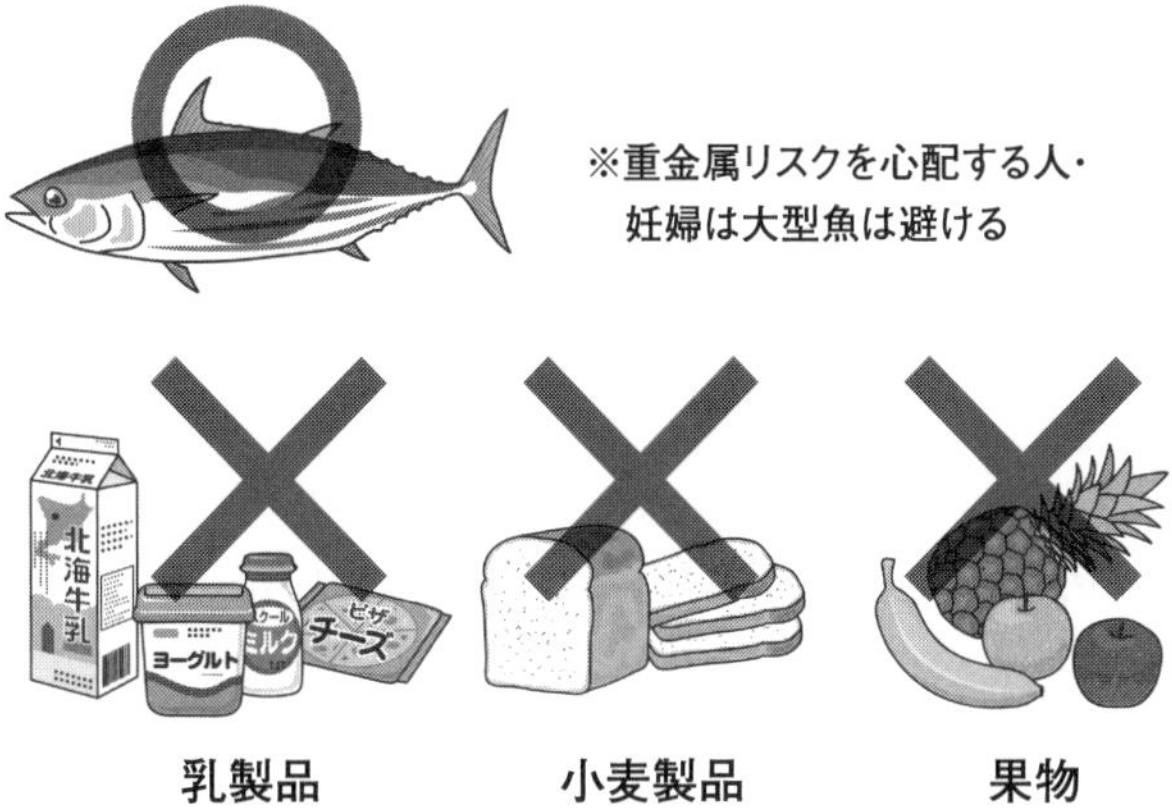

また**果物**の果糖は血糖値を急激に上げます。どんな種類も食べません。とくにバナナは日本人向けに甘くつくられています。血糖値を急激に上げます。

いちごは1年中出荷できるようにしたり、ビニールハウス栽培で病害虫が増えるので、農薬を大量に使用します。果物のなかで残留農薬率がいちばん高く、台湾に出荷できないとNHKで報道されたこともありました。

食品別：血糖への影響

食品群	栄養成分	血糖への影響	血糖になる早さ
デンプン	炭水化物（タンパク質）	◎	◎
果物	炭水化物	◎	◎（全乳・低脂肪〔2%〕は△）
牛乳	炭水化物（タンパク質）	△	◎
肉・魚	タンパク質（脂質）	×	×
脂肪	脂質	×	×

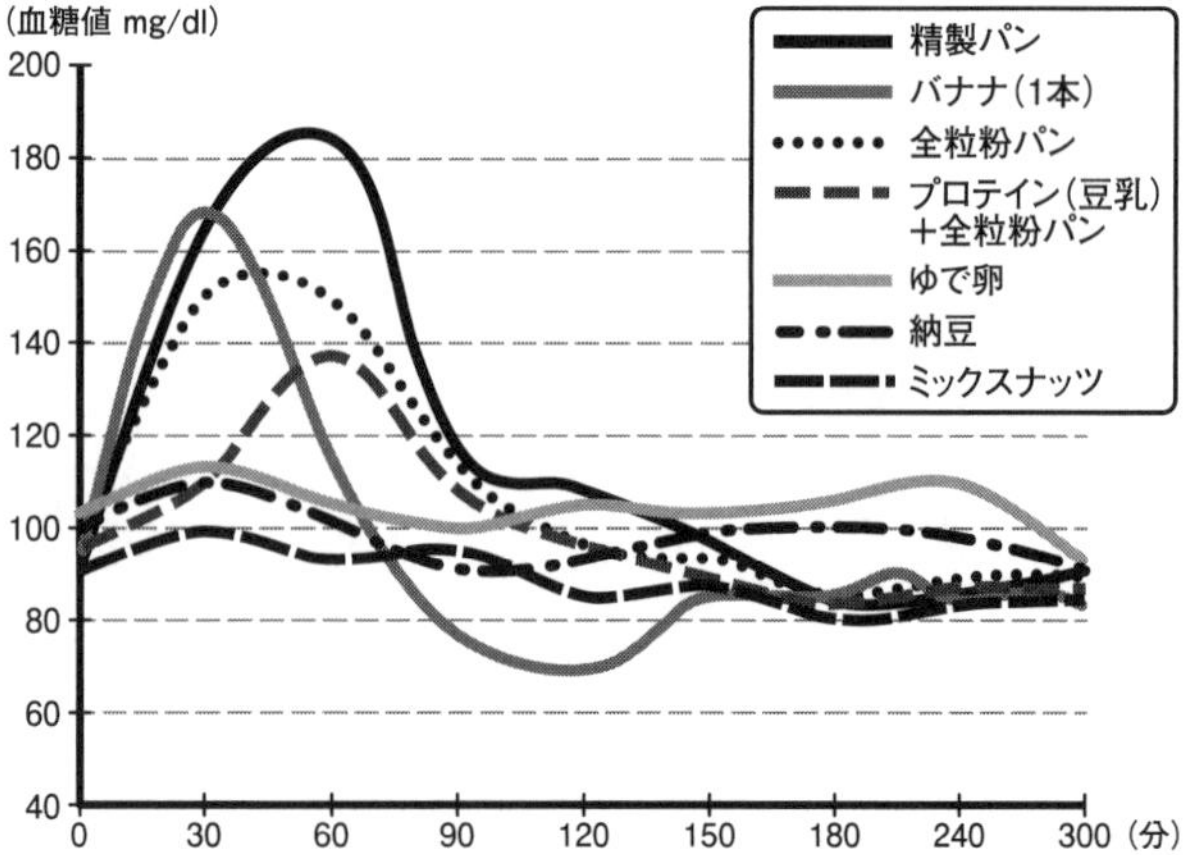

同一人物が12時間の絶食後に食べたあとの血糖値

※小松川クリニック（東京）

量を食べられない人のためのタンパク質摂取法

1日に体重（kg）分のタンパク質（g）を摂るためにはかなりの量を食べなければいけません。

消化できないという人は、タンパク質よりも分子が小さく分解しやすいアミノ酸のサプリメントを飲んでもらいます。

すると、胃液がつくられるようになったり、消化酵素も増えてきます。また、消化管の動きがよくなるため、徐々に食べたものを消化できるようになっていきます。

先日、薬の飲みすぎで唾液が出ないという70代の女性が来院されました。口腔内の粘膜を見るとタンパク質が不足していました。涙はまだ出ていたのでシェーグレン症候群（全身の外分泌腺に炎症が起こり、あらゆる粘膜が渇いてしまう）にはなっていないだろうとアミノ酸のサプリメントを勧めると、10日ほどで唾液が出るようになりました。

一般的に歯科でおこなわれるガムの使用やマッサージは一切していません。ただし、薬の副作用でシェーグレン症候群になっている人はなかなか治りません。服薬の見直しをかかりつけ医に相談してみてください。

糖質制限食はほんとうに危険なのか？

タンパク食を推奨すると、必ず次の質問が出てきます。

「脳は糖質（グルコース）をエネルギーにしていますし、炭水化物を制限しすぎると危険だと聞いたことがあります」

糖質制限危険論も随分と増えてきました。

それでは、いったいどのような反対意見があるのか、いくつか取り上げて、正当性のある意見なのかを検討してみたいと思います。

脳が栄養不足になる

からだ全体の血糖の消費量でみると、脳はその大きさの比率に似合わず20%〜30%も消費します。そのため血糖が必要なのですが、**炭水化物（糖質）は摂取してから40秒ほどしか体内で使われません。**

脳を含めて体内の血糖はほとんどがアドレナリン、ノルアドレナリンのホルモン系によって微妙に調整されながらその機能を維持しています。つまり、**糖質の補給で脳のエネルギー補給を考えるのはほぼ無意味**ということです。

甘いものを食べると、頭が冴える、イライラが収まるという人は血糖コントロールがうまくいかず、血糖値の乱高下が起こり低血糖になっている可能性があります。低血糖状態では無駄なエネルギー消費を抑えるために活動を弱め、食後に眠くなったりします。

糖質を摂ると血糖値が急上昇してインスリンが大量に分泌されます。すると、今度は血糖値が下がりすぎてしまいます。これにより眠気が襲ったり、大脳皮質の栄養欠乏により理性の働きが弱まります。

また、疲れやすくなったり、めまいや頭痛が起こります。

つまり、糖質を摂って急激に血糖値を上げるからインスリンが分泌されて頭が働かなくなったり、からだがだるくなってしまうのです。

一気に下がった血糖値の変化に驚いて、それを正常に戻そうと、今度は交感神経が働いてアドレナリンを分泌します。脳が興奮状態になるのです。しゃきっと体調がよくなったような気がしますが、どちらかといえばそれは錯乱状態です。交感神経が優位な状態になり、血管も締まるので、高血圧のリスクもあります。

昔の日本人は、魚介類をよく食していましたが、やはりタンパク質不足で、やせ型で、血管が破けやすくなり、脳溢血に罹りました。

最近は脳梗塞や心筋梗塞が多くなっています。糖質の多い食事をしているからです。これまで脳梗塞や心筋梗塞は今まで血管内部に悪玉コレステロール（ＬＤＬ）が蓄積して（プラーク）、それが流れることで血管を詰まらせる結果起こると言われてきました。

しかし、じつは血管内皮に存在するプロリンというアミノ酸が糖と結合して糖化することで剥がれて血栓になるという報告も出てきており、注目されています。

自己流の糖質制限は危険

法則を提示しても問題が解けない人もいれば、法則自体を見つけてしまう人もいます。簡単な作業でもはじめからうまくできる人もいますし、誰かに習い練習してできるようになる人もいます。指導者によってもそれぞれ持論があり、「色々な意見は出てくるもの」だということを理解していなければ身近な、もしくは参考にしている人の意見に引っ張られてしまいます。事実か嘘か、それは自分の体験からのみわかることです。糖質制限も同じではないでしょうか。

そもそも、人それぞれに生活スタイル、年齢、性別、職業、家族構成などの生活環境、代謝、基礎疾患などさまざまな要素が異なります。どんな療法も最終的には自己流にならざるをえません。自分に合うやり方を見つけて効果を確認していけばいいだけです。

知り合いに「肉や魚にも糖質がゼロではないので、何グラムまでが大丈夫なのかわからないから糖質制限ができない」と言っていた人がいました。つまり、糖質制限をしても完全にはゼロにはできないのです（ちなみに目安は1日4グラム以下が推奨）。

わたしは自分に合ったやり方が見つかるように手助けをするかたちで、徐々にでも実行してもらえたらいいなと思っています。知人のように、自己流に厳密すぎても始められないですし、「たまに炭水化物を食べちゃいます」

と笑いながらもできるかぎり実行している人もいます。

何が正しくて何が悪いのか（自己流なのか）はっきりした線引きはたしかにありません。逆に言うと、必ずこの方法でなければいけないということでもありません。真理は人にはわかりません。わからない部分があっても運用できる部分があり、それを使って幸せになれる能力を養うべきものだと思います。

糖質制限では食べすぎてしまい、ほかの病気を引き起こす

実践経験のある人の意見を聞いてみるというのは、机上の空論に巻き込まれないためには大事なことだと思います。

甘いものは別腹というより、甘いものは血糖値の上下動により食欲が止まらなくなります。これは生理学的にも説明がつくことです。

糖質制限により食べすぎてしまうという人を見ると「ほんとうに実践されているのかな？」と思わざるを得ません。やってみればわかることですが、糖質制限をすると食欲は抑えられます。

反対に「糖質制限は摂食障害に発展する」という意見もあります。面白い意見です。世の中の摂食障害は糖質摂取で治るのでしょうか？

むしろ、糖質制限で気をつけてほしいのはカロリー不足です。それから一過性の低血糖症状。これによって高血圧のリスクがあるので注意したほうがいいと言う人もいますが、あくまで一過性のため、ナッツなどでカロリーをしっかり摂るかアミノ酸のサプリメント摂取でタンパク質の代謝を回すようにすればいいでしょう。

栄養はバランスよく摂るべき

厚生労働省の示した食事の栄養素の基準を守るべきだという論調がありますが、米国糖尿病学会は「バランスのよい食事にはエビデンスはない」という専門家の提言を発表しています。

魚を食べる民族もいれば昆虫を食べる民族もいて、個々人で胃腸の状態も違いますから、体内に入った際の吸収率がわからないのにバランスと言っても疑問でしかありません。砂漠地帯に住む人たちに「ちゃんとバランスよく魚介類や緑黄色野菜を食べなさい」と言うのでしょうか？

もちろん、米国糖尿病学会が間違えている可能性もありますが、結局のところ自分はどのような立場に立つかということだと思います。

また、「昔の人もお米を食べていたけど、世界一の長寿国になっている。糖質制限すると耐糖能が弱くなるのではないか」という逆向きの意見も出てきていますが、戦前は「食物繊維摂取量が現代の3倍以上だった」「畑仕事だった（1日中からだを動かしていた）」「そもそも稗や粟を食べてた」「土壌に豊富なミネラルがあった」といった状況で、米と血糖値だけの一元論的な判断はできません。

糖質制限は炭水化物全般を制限してよいかはわからないという話もありますが、炭水化物は体内で分解されてすべて糖質になります。

何かが流行すると必ず反対意見も出るものです。それは自然なことですし、間違ったことが当たり前のようになってしまうことを防いでくれるという利点もあります。

ただ、流行にはパレートの法則というものが働き、不思議なくらい肯定意見が積み重なります。それが落ち着いて、反対意見も出て、さらに落ち着いて両方の意見を精査してはじめてエビデンスと呼べるのです。

実践してみればわかる、それだけのことなのですが、わたしは自身の経験上、周りの人の実践報告や採血結果を見比べても、糖質制限の有効面を感じます。

「細かい部分で問題が起きる」と言われるかもしれません。たしかに、細かい部分の研究ではそのような現象がみられたかもしれませんが、大きな流れには逆らえないもので、全体として良好な方向へいくものであれば、結果として細かいものも問題にならない範囲になります。誰にでも共通するものはないということは当たり前として、それで救われる方も多くいらっしゃるはずです。

グリコーゲンと一緒に水が抜けてやせたように見えるだけ

やせるとはどういうことでしょうか？　締まったからだをつくりましょうという話ならわかります。ただ、プロポーションがよくなるのは筋肉の増加によるものです。

私自身、減量は今まで何回もやってきましたし、見てきました。グリコーゲンと一緒に水が抜けてやせるというのであれば、汗をかかずに体重を落とす方法を教えてもらいたいものです。

唯一考えられるものといえば、高齢者や寝たきりの方のフレイルはやせると思います。しかし、それでさえタンパク質不足による異化にともなう脱水が起こっています。水が抜けずにやせるのはそもそも無理なのではないでしょうか。

グリコーゲンは一般成人において、肝グリコーゲンとして100グラムほど、筋グリコーゲンとして300グラムほど貯蔵されると言われています。グリコーゲンに1グラムに対して3グラムの水が結合するので（結合水）、最大で1200グラムの水が結合します。これらの合計で1600グラムほどです。

糖質制限初期における体重減少はたしかに水分が抜けたことによるものですが、それ以降は肝グリコーゲン減少による体脂肪分解シグナルの増加によるものです。

仮に60キログラムの人が10キログラムやせて50キログラムになったとします。このときの減少量はつねにグリコーゲンが変換され続けて最大量をキープし、それに合わせて水分も最大量結合していたもののみが減ったとします。

からだの70％が水分だとすると、その重量は

60キログラム時の水分　60×0・7＝42キログラム
50キログラム時の水分　50×0・7＝35キログラム

つまり、水分だけで7キログラムやせたということになります。


一方グリコーゲンと結合水の割合は1：3の関係ですから、10キログラムの減量では10×¾＝7・5キログラムで、先ほどの結果とほぼ一致します。

グリコーゲンと結合水のみによる減量は、からだの水分の構成比を崩しません。

メタボリックシンドロームの診断で腹囲を計測した結果、「これは水分だから大丈夫」という話になるのでしょうか？

実際の計測では脂肪率、ＢＭＩ、除脂肪体重、脂肪量が糖質制限で減少傾

向にあります。グリコーゲンはせいぜい24時間ほどしか貯蓄できません。
これらのメカニズムを無視して、たんにグリコーゲンと水が抜けただけとするのもいささか乱暴な論調だと思います。

「糖質が不足すると筋肉が分解されてしまう」

こう主張する人もいますが、筋肉分解はカロリー不足やタンパク摂取量の不足で起こります。つまり、糖質不足限定ではありません。

糖質がないと脂肪が燃えずにやせない

糖質が不足するとエネルギー不足になって脂肪が燃やせないという話のようですが、そもそも脂肪はうまく変換されなかったエネルギーが置き換わって蓄積されたものです。
また、寝たきりの方や遭難した人は糖質を摂らなくてもやせていきます（これには筋肉の分解も含まれます）。

脂肪燃焼は部分やせについても言えます。
たしかに脂肪の落ちやすいところは若干はあると思いますが、基本的には人体単位で満遍なくやせることしかできません。太ももだけ体脂肪率0％にすることが無理なことは想像がつくでしょう。

そもそも糖質制限の目的は食後高血糖を起こさないようにすることと、メイラード反応の抑制によるからだへの酸化ダメージを減らすことです。

糖質制限でやせない人は、太った原因が体内に重金属などを含んでいるこ

主要組織のエネルギー源

組織	エネルギー源
赤血球	グルコース
脳	グルコース、ケトン体
筋骨格	グルコース、遊離脂肪酸、中性脂肪、アミノ酸
心臓	グルコース、遊離脂肪酸、アミノ酸、グリセロール、アルコール
肝臓	グルコース、遊離脂肪酸、アミノ酸、グリセロール、アルコール
腸管	グルコース、グルタミン
腎臓	グルコース、遊離脂肪酸、ケトン体、乳酸、グルタミン
脂肪組織	グルタミン、中性脂肪

Watford M and Goodridge G : Regulation of fuel utilization. Biochemical and physiological aspects of human nutrituion. MH Stipanked 2000. P385-407

とであったり、タンパク質の循環がなかったりしている場合もあり、より複雑なだけでしょう。

もしくは血糖調節には問題がなく太ったのかもしれません。これらと糖質制限ではやせないという話は別物です。

また、「おかず中心の食生活になり、飽和脂肪酸やコレステロールの摂取が増える」と主張する人もいます。

経口によるコレステロール摂取

は体内に影響をおよぼしません。

「糖質・タンパク質・脂質」が三大栄養素と言われる由縁は、それらがATPをつくり出すことにあります。

ATPをもっとも効率よく生成してくれるのは脂質です。タンパク質は一部はピルビン酸に変換されATPを産生しますが、残りはピルビン酸脱水素酵素の作用を受けなければなりません。

そして、糖質はそのほとんどをこの酵素なくしてATPへの変換はできないのです。エネルギー源としての糖質は、それほど効率的ではありません。

人間は約1800キロカロリーを1日に消費しています。このうち糖質は144キロカロリー、残り1656キロカロリーは脂質が賄っています。

からだは糖質（グルコース）よりも脂質（ケトン体・遊離脂肪酸など）をおもなエネルギー源にしています。糖質の貯蔵が低下すると、脂質の分解（ケトン体遊離亢進、脂肪酸産生亢進）が起こります。**厳しい糖質制限食をおこなっても血糖値は正常値を保つことがわかっています。**

ここまで、少し強めの口調になってしまいましたが、糖質制限反対論の正当性を検証してきました。

「糖質制限で死んだ人が出たらどうするんだ」という意見もありそうですが、もちろんそのとおりであってはならないことです。

ただ、現状は糖尿病で苦しんでいる人が圧倒的に多いのです。問題は、糖質による酸化ストレスが止められないかぎり、その他の治療がままならなくなるということです。

多くの方がサプリメントを飲んでくださっているにもかかわらず、なかなか効果が出ない場合に、よく聞くと糖質を摂取しているということがありま す。その際少しでも糖質制限を実践していただくと、急に効果が現れたというこ ともよくあります。

また、毎日の臨床で、とくにお子さんの糖質の悪影響が口腔内に出ていることをほんとうに危惧しています。

現状、糖質制限にはある程度の効果が期待できることが多いです。糖質制限を疑うのであれば、1日何グラムまでが危険なのか、明確な根拠をもって語れるくらい突き付けて考えるべきです。

腸内デトックスには植物由来の食物繊維

あなたはバンジージャンプに挑戦するとします。きっと次の手順を踏むことでしょう。

1）係員の説明を受ける
2）安全装置や足のゴムを装着する
3）思いきってジャンプする

これらを無視して、いきなりジャンプするなんてことはないと思います。
何事にも望ましい順序というものがあり、手順を守ることで効果が得られるという面がどんなことにも多かれ少なかれあるものです。

栄養素の補給に関しても同じことが言えます。とくに胃の状態は栄養素の吸収に大きく関与しており、胃酸が低下してしまえば同じく栄養素の吸収も低下してしまうのです。胃酸の低下に関係がある栄養素にはタンパク質が挙げられることは前述したとおりです。

そのためには**消化管を整える**ということが先決になります。タンパク質を摂り、胃酸の状態を改善し、糖質の摂取などを控えて腸内環境を改善していくことが毒消し食の望ましい順序になります。

食物繊維（dietary fiber）と聞くと繊維質のものを想像してしまいがちですが、じつは「ヒトの消化酵素で消化されない食物成分」のことを指します。体内で消化吸収されないので、以前は不要なものとして扱われてきました。

近年では大腸がん、虚血性心疾患、糖尿病などの一因に食物繊維摂取が減っていることが挙げられ、五大栄養素（タンパク質、脂質、炭水化物、ビタミン、ミネラル）に加えて、**第6の栄養素**と呼ばれるようになりました。食物繊維を摂ることで腸内細菌叢が改善され、下痢や便秘を改善されるばかりではなく、中性脂肪・コレステロールの排出促進や血糖上昇抑制の有効性も立証されています。

日本人の食事摂取量基準（２０１５年度版）によると、摂取量の目安は1日男性20グラム以上、女性18グラム以上となっているものの、日本人の食物繊維の摂取量は年々減少して平均して15グラムほどになっています。

食物繊維は不溶性と水溶性に分けられ、植物由来と動物由来のものがあります。不溶性食物繊維は水分を吸収することによって便のかさを増します。

腸が押し広げられて「溜まった」と認識されます。すると押し出す作用が働くので結果、腸内を早く通過します。大腸がん予防になりますし、腸壁を刺激するので大腸の蠕動運動が促進されます。宿便が取れて腸のデトックスや便秘予防にもなります。

水溶性食物繊維は胃と小腸での消化吸収に影響し、胆汁酸と結合することで脂質の吸収を減少させ、コレステロール値を下げます。便のやわらかさを保ち、水分が必要以上に吸収されるのを防ぎます。

サイリウムはオオバコ科の植物プランタゴ・オバタの種皮でインドでは古くから食用利用されています。80％以上が天然の食物繊維で、水溶性（高分子と低分子）と不溶性の食物繊維をバランスよく含みます。最大の特徴は水分を含むとゼリー状に大きく膨張することで、欧米では下剤として使われています。ネブラスカ大学の研究では、サイリウムがほかの食物繊維と比較しても便量増加、消化物の腸内通過時間を早めることが明らかになっています。サイリウムはとくにその吸水膨潤作用によって便の水分含量の増加が認められています。

実践女子大学では、標準体型の成人女性17名に1週間ごとにサイリウム摂取量を変化させて、排便について調べた研究結果が報告されています。サイリウム4グラム／日の摂取により通常時より1週間あたり平均約100グラムの排便量増加が観察され、8グラム／日の摂取では1日あたり1・3回の便通回数となりました。

関西医科大学では、緩下剤使用者15名に2週間サイリウム摂取をおこない、食生活の制限はおこなわず、93％が便通改善し、11名が下剤を中止することができました。

腸内環境を整えるデトックス

4g／日をシェイカーで
水（200〜300CC）に
溶かして飲む

※料理などに混ぜると便の改善が見られなかった例があり、水で溶かして飲むのが望ましい。どうしても味が受け付けなければ、最初はプロテインに混ぜて、徐々に水のみに移行する。

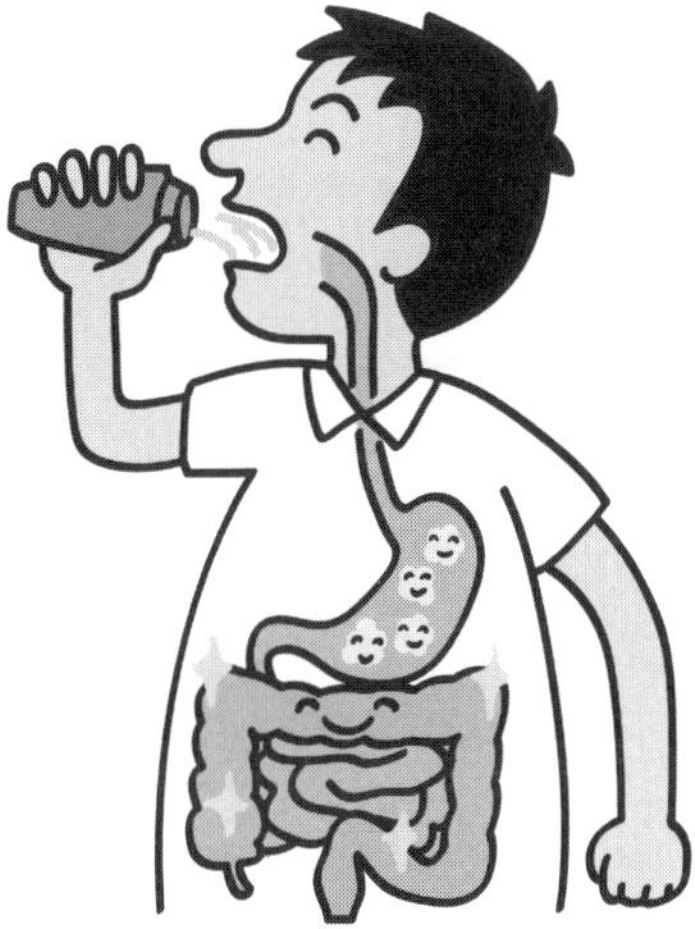

同様の実験を健康人と下痢症状の人にもおこない、健康人の82％で便量が増加し、排便回数も増えました。下痢症状をもつ人でも93％に便量の増加が見られ、67％で排便回数が減少しました。

全米4万人の医師にアンケートし、トップ5％の「Best Doctors in America」に選出されたウィスコンシン医科大学胃腸科、肝臓科のアーノルド・

ワルドー氏はもっとも推奨される便秘の治療法としてサイリウムの内服と説明しています。

食物繊維は糖の吸収も穏やかにするので血糖の上昇も抑制します。食物繊維を摂取すると胃内容物の粘度が増します。まとまると一気に吸収できないので、小腸内で糖質（グルコース）拡散速度が低下し、**血糖値上昇を抑制する**のです。インスリン抵抗性の改善も有効性が確認されています。

よく食物繊維を摂ることで糖や脂肪の吸収が減ると誤解されます。あくまでも吸収を遅らせるだけで、吸収される総量は変わりません。

尿の理想はエメラルドグリーン色

腸内環境を整えたら、タンパク質の次に摂りたい栄養素が**ビタミンB群**です。タンパク質を摂っても、ビタミンB群がなければエネルギーが産生されないもしくは効率が悪くなってしまいます（ピルビン酸で止まってしまい、ATPまで変換されない）。

それどころか、逆の代謝を受けて糖新生を起こして血糖値を乱し、乳酸を生成してしまうようなことも起こってしまいます。

エネルギー産生が進まないばかりか、糖が増えてしまいます。

さらに**ビタミンB群は生体の500種類くらいの反応に影響する**と言われています。たとえば、ビタミンB1は脳にもかかわっていて、アメリカなどでは犯罪者や攻撃性の強い人の改善例が多数報告されています。

夜泣きをしている子にもビタミンB6を飲ませると改善します。大人の悪夢もこれと同様です。

何かの病態を改善しようと思ったとき、ビタミンB群は全身の反応に総合的に働きます。たとえば、ナイアシンやビタミンB12は葉酸の代謝に必要で、ビタミンB2はビタミンB6の活性化に使われます。

ビタミンBはビタミンB群として摂取しなければならないのです。ビタミンB群とは、B1、B2、B6、B12、ナイアシン、パントテン酸、葉酸、ビオチンの8種類のことを指します。

何かしらの病態改善を望むのであればビタミンB1ベースで100㎎／日を目安にビタミンB群を摂取しましょう。ビタミンBは食事では賄えないので、サプリメントを飲むしかありません。そのほうが効率的です。

ビタミンB1の量があればマルチビタミンでもかまいませんが、安価に手に入るナイアシンの分量が多く、ほかのものは少なめに調整されている場合もあるので注意してください。

また、アルコール摂取、糖質摂取、ストレス、慢性炎症、妊娠、授乳時に

ビタミンはタンパク質分解のほとんどの過程で必要とされる！

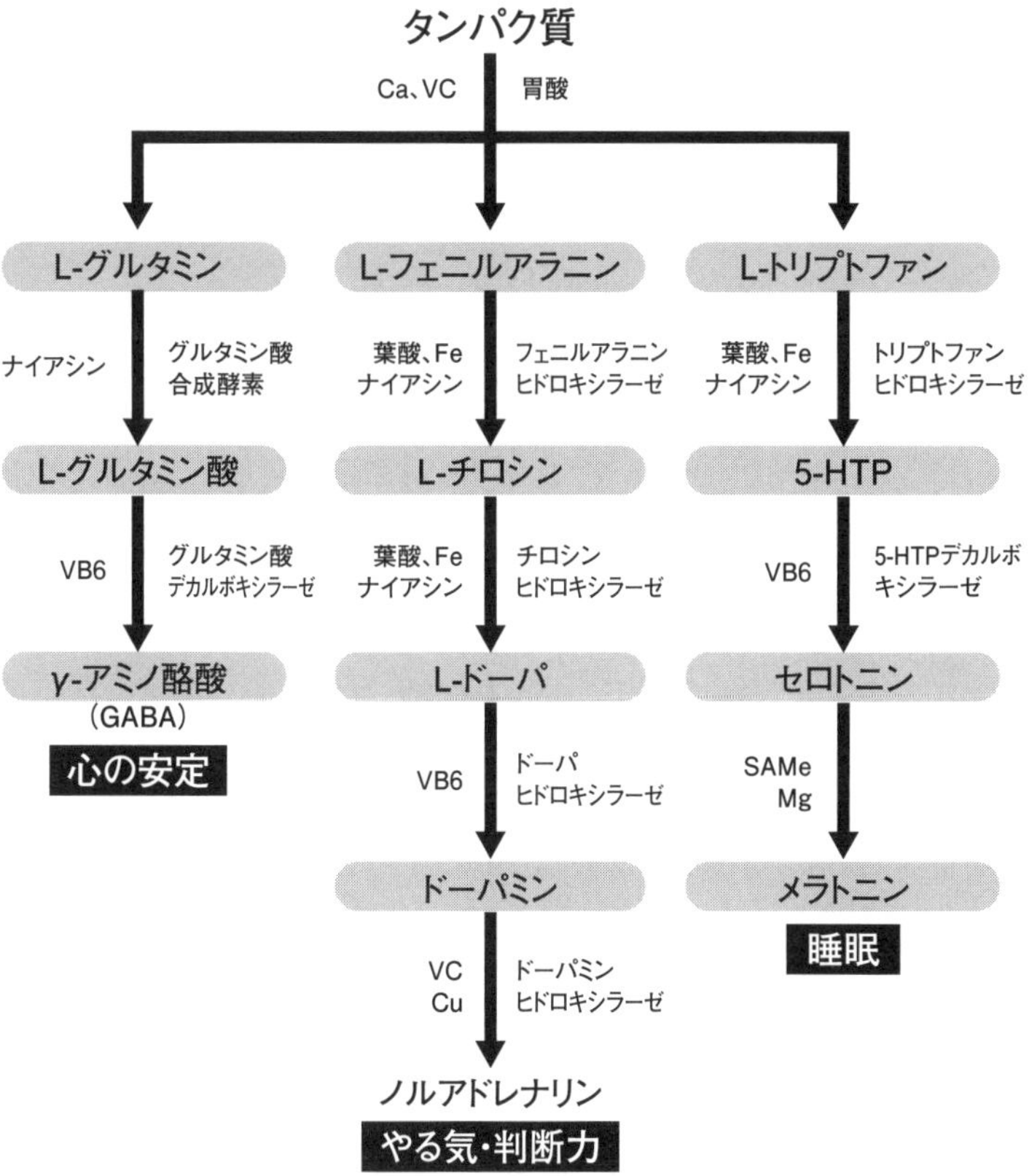

はビタミンB群の必要量が増加します。

では、ここで質問です。

あなたは理想の尿の色を知っていますか？

アメリカの医師は**エメラルドグリーン色**と回答します。なぜならエメラルドグリーン色になっていれば、ビタミンB群が十分使われて余剰分が排出されていると判断されるからです。そのことが、からだに足りているという目安になります。

ビタミンは不必要な量は尿として排出されます。ビタミンが入っている尿は白や濃い黄色ではなく、キラキラと澄んでいるイエロー（エメラルドグリーン色）になります。あたかも栄養ドリンクのような色です。

ビタミンB群の働き

ビタミンB1	糖代謝を司る	ビタミンB2	体内の酸化還元反応を助ける
ビタミンB6	アミノ酸代謝に働く	ビタミンB12	血液中のヘモグロビンの合成とアミノ酸代謝に作用する
ビオチン	糖の輸送にかかわる	ナイアシン	B2と共同で脂質・糖質の分解を助ける
パントテン酸	神経・副腎皮質の機能を正常に保つ	葉酸	B12と赤血球の再生を助ける

不足すると……

・疲労感
・集中力が続かない
・イライラする
・口内炎、口角炎ができやすい
・代謝が下がる
・風邪を引きやすくなる
・精神、神経に影響をおよぼす

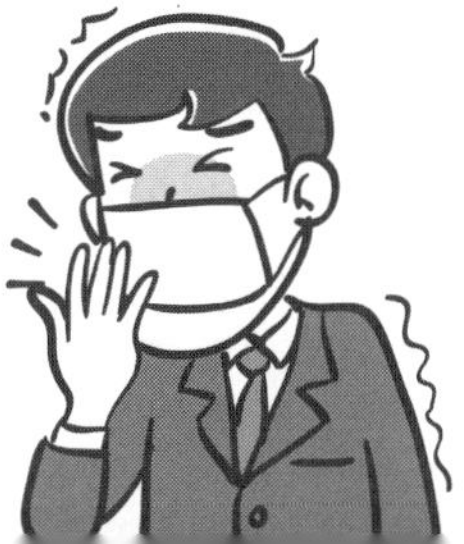

ビタミンB1
1日の必要摂取量
（100mg）

豚ヒレ肉　約8.2kg
うなぎ蒲焼　約13.3kg
納豆　約2500パック（1個50g）

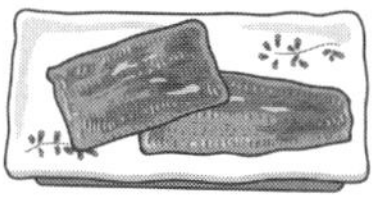

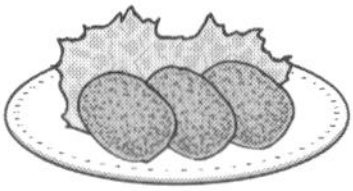

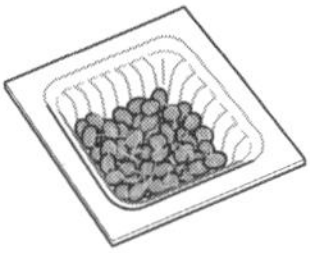

1日に真っ黒なバナナ1本分のうんちを出す

鉄が十分足りているかどうかは便を見るとわかります。

まず便は**毎日バナナ1本分**くらい出るとお腹の調子がいいと言えます。フェリチンは腸の壁に溜まっている貯蔵鉄です。余ると便として排出されるので、すずりくらい**真っ黒なウンチ**が出たら鉄が足りているとわかります（1回でも出ればそれ以降の鉄の摂取を控えます）。

また、鉄欠乏の人はコラーゲンがつくりにくいので未成熟なものの割合が増えます。そこには幼若な血管も含まれているため、充血したような状態になります。その結果、歯茎は濃い赤に見えるようになります。本来はピンク色が正常です。

そのほか、鉄不足だと回復が間に合わないので歯茎が歯ブラシによって萎縮したままになり歯肉退縮を起こします。歯肉退縮によって歯根面などエナメル質に覆われていない範囲が露出してしまうと、歯磨き時や水などによって知覚過敏が出たりします。

また、コラーゲンが脆弱で血が出やすくなります。しみ（歯茎のしみも）もできやすくなります。喫煙者であればビタミンCの欠乏により生じますが、非喫煙者であれば歯茎がメラニン色素沈着している人は鉄欠乏です。鉄欠乏とメラニン色素沈着の関係は皮膚でも見られます。

体内の鉄はいずれか3つの形で存在します。

鉄の働き

赤血球をつくる
酸素の運搬
骨、皮膚、粘膜の代謝に働く
コラーゲンの合成に働く
白血球、免疫に影響する
消化管に影響する
知能、情動に影響する
筋肉を収縮させる

不足すると……

・粘膜が弱くなる
・疲労感
・集中力が続かない
・イライラする
・しみが増える、消えない
・肌の張りがなくなる
・爪が変形する

鉄
1日の必要摂取量
(24mg)

鶏レバー　約300g(1串100g)
ほうれん草　約1.2kg
かつお(春獲り)　約1.2kg

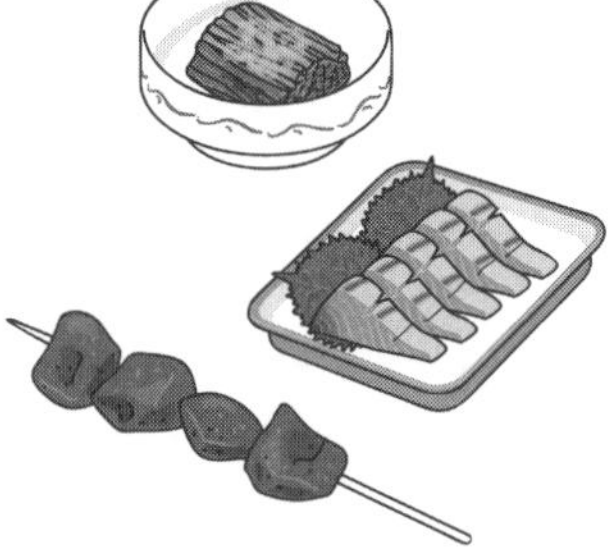

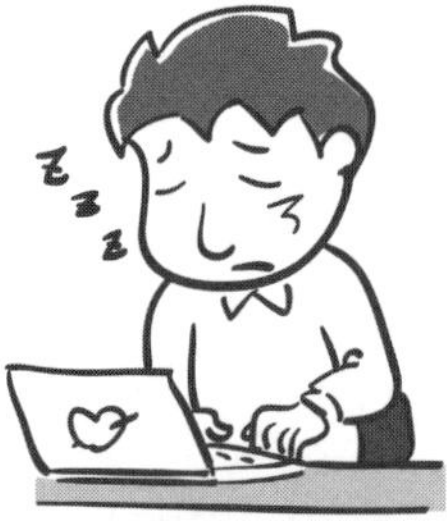

1）機能性鉄：ヘモグロビン・ミオグロビン・チトクロームなど
2）貯蔵鉄：フェリチン・ヘモジデリンなど
3）運搬鉄：トランスフェリンなど

これらの鉄の大部分はタンパク質と結合して安定化し、安全型で存在しています。つまり、**タンパク質不足だと鉄の吸収だけでなく利用もスムーズにいかない**のです。

タンパク質と結合していない遊離状態の鉄は前述のフェントン反応により酸素フリーラジカル生成反応を触媒します。

このフリーラジカルは非常に毒性が強く有害な物質です。この過程で生成されるヒドロキシラジカルはタンパク質や核酸や炭水化物を障害し、脂質過酸化反応を起こします。炎症を起こし、発がんリスクも増します。ですから、鉄の摂取には注意が必要です。

摂取の第一選択は**ヘム鉄**を経口摂取することが推奨されます。鉄のサプリメントはヘム鉄と非ヘム鉄があります。

ヘム鉄とはタンパク質と結合した鉄です。生体内での鉄含有物質の基本形態で、鉄過剰になっても活性酸素が発生せず、抗酸化物質の材料にもなります。ヘム鉄だけの受容体が腸にあるほど、鉄は重要な栄養素です。

非ヘム鉄はタンパク質と結合していません。無機と有機がありますが、タンパク質と結合していないので、どちらも過剰に摂りすぎると、フェントン反応を起こします。

この非ヘム鉄はほかのミネラルと受容体を共有しているなどの理由から、非常に吸収率の悪いことがわかっています。ですから、吸収されずに小腸を

ヘム鉄と非ヘム鉄

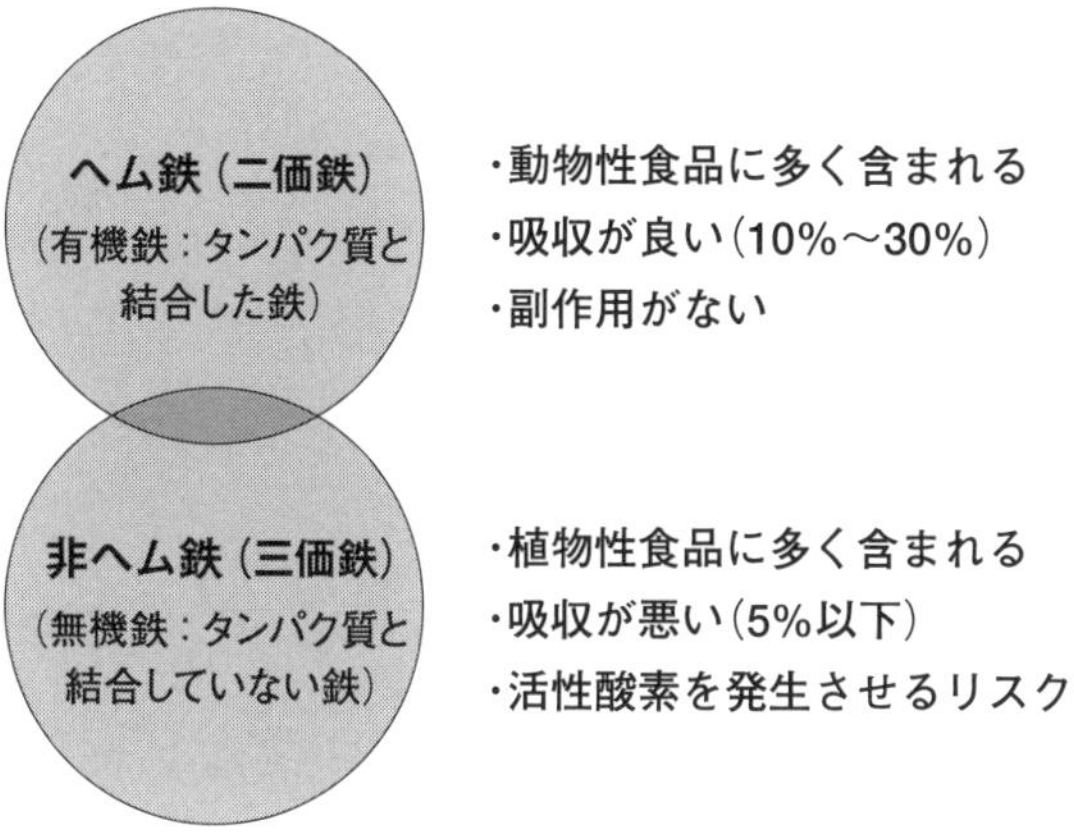
ヘム鉄（二価鉄）
（有機鉄：タンパク質と結合した鉄）
・動物性食品に多く含まれる
・吸収が良い（10%～30%）
・副作用がない
非ヘム鉄（三価鉄）
（無機鉄：タンパク質と結合していない鉄）
・植物性食品に多く含まれる
・吸収が悪い（5%以下）
・活性酸素を発生させるリスク

通過してしまった非ヘム鉄は腸内細菌（とくに悪玉菌）の栄養となります。

非ヘム鉄を得た悪玉腸内細菌により下痢や便秘、吐き気などの副作用が生じてしまいますから、そのような観点からも非ヘム鉄の摂取にはくれぐれも注意してください。

余談ですが、炎症があると採血結果のフェリチン値が高く計測されてしまいます。

この場合は、フェリチンの数値が上がっていても鉄欠乏を疑うことがあります。鉄欠乏はフェリチンを見てみないと見逃してしまうことがあるということと、フェリチンが大丈夫なら鉄欠乏が改善されているということは別です。

また、最近ではフェリチン値にだけ作用する鉄剤のサプリメントがあるのですが、肝心の小球性貧血や網状赤血球などの改善はおこなえません。

体内の鉄はヘモグロビンがもっとも含有量が多く総量の65％〜75％を占めます。次いで貯蔵鉄の主成分であるフェリチン（25％〜30％）、ミオグロビン（3％〜5％）、トランスフェリン（0・2％）などの構成比になります。フェリチン以外はヘム鉄化合物です。この割合を見ても、フェリチンだけの改善はそこまで多くを期待できないことがわかると思います。

プルーンは鉄分が豊富だと言われますが、植物性食品由来の鉄（非ヘム鉄）です。薬の鉄剤も非ヘム鉄です。

タンパク質と結合したヘム鉄はそのまま体内に取り込まれるので、非ヘム鉄のおよそ5倍〜10倍吸収されます。鉄はヘム鉄から取り入れましょう。副作用もなく、不要な分は便で排出されます。

ミネラルはやっぱり必要不可欠

ここまで毒消し食の基本となる栄養素（タンパク質、ビタミンB群、ヘム鉄）の摂取について説明してきました。

これら3つの栄養素を押さえた食事を楽しみながら、優先して摂りたい栄養素を紹介していきます。

古くから臨床の現場では、「疾患の発生」や「病態の悪化」に「ミネラル代謝の異常」が関係していることは知られていました。

ミネラルは金属ミネラル・非金属ミネラル・類金属ミネラルというように分類されることがあります。

金属ミネラルの金属とは、光沢で属性があり、伝導性を持つ強固な性質をもつ元素の総称です。これには鉄・金・銀・銅などが属します。非金属ミネラルにはリン・セレン・ヨウ素などが属し、類金属ミネラルにはホウ素・ケイ素・ゲルマニウムなどが属します。類金属はこの分類では金属と非金属の中間の性質をもつものとされています。

ミネラルは無機質とも呼ばれ、学術的な用い方のほかに通用語としても広く使われています。

無機質の反対に有機質がありますが、この有機質に属するC・O・H・N

は有機化合物を形成する主要元素になるので、通常はミネラルとは呼びません。つまり、ミネラルはC・O・H・Nを除く107元素のことを言います。

このミネラルは生体内でほとんどすべての機能に密接に関与し、過不足は生体に大きな影響を与えると考えられています。多くのミネラルは経口摂取によって生体内に入り、その動態は固定されることなくつねに出納を繰り返しています。そのため、つねに補給が必要になるものも少なくありません。

ミネラルが必須であるかどうかの判断は難しいもので、簡単に決定できません。現在は必須と認められていないものでも、今後の研究しだいでは必須に入る可能性が十分に考えられます。

現時点では欠乏症が見出されているミネラルの数は少ないです。代表的なミネラルとその欠乏症には以下のようなものがあります。

・カルシウム：骨粗鬆症
・リン：骨疾患
・カリウム：筋無力症、不整脈
・ナトリウム：筋肉痛、熱痙攣
・マグネシウム：心臓疾患
・鉄：鉄欠乏性貧血
・亜鉛：脱毛、皮膚疾患
・銅：貧血
・マンガン：骨病変
・ヨウ素：甲状腺腫
・セレン：心臓疾患、克山病
・コバルト：悪性貧血
・クロム：耐糖能低下

欠乏症が発症し、そのミネラルを補給することによって症状に改善が見られれば必須ミネラルであることが証明されます。

ただ、ヒトの欠乏症が見出されているものは非常に少なく、現状では動物実験で欠乏症が見られたものも含んで必須としているものもあります。

ビタミンのような有機物とは異なり、**ミネラルは過剰摂取による毒性について充分な注意が必要**とされています。

銅や鉛過剰の弊害は一般的にも知られていると思います。一方で、クロムの血糖改善効果やセレンの抗がん作用などは注目を集めています。

これらの薬理効果を期待した場合、その至適量についてはこれからの研究を待たなくてはいけない状況です。

ある種のミネラルはイオン化して生理活性を示すことが多いです。マグネシウムは生体内のほとんどの酵素の活性に必須ですし、フェリチンは酵素・ホルモン・ビタミンなどと作用することが多いミネラルです。

成人では、すべての微量元素を結合させたとしても4グラムほどの重さにしかならないと言われています。

しかし、こうした極めて微量な元素が、人間の生理現象に深刻な影響を与えてきました。とくにこの微量元素は脳の神経伝達物質の作用および神経伝達に影響し、脳の機能制御に複雑な役割を果たし、影響します。

細胞分裂を正常化する亜鉛

見た目には異常はないものの「舌がピリピリします」と訴える人がいます。

昔は舌痛症といって、心身症に分類されていました。現在は味覚障害のひとつとして、**亜鉛**で治ることがわかっています。

そういう方は鼻炎を併発していたり、男性の場合は前立腺肥大で膀胱が圧迫されるのでトイレが近くなります。


下顎の内側や上顎の真ん中に骨の出っ張りができてしまっている人がいます。これは多くの場合、亜鉛不足を疑います。

亜鉛不足で糖の代謝がおかしくなり、歯ぎしりをするようになります。応力のかかるところの骨がその代謝異常も手伝って過剰に発達します。

亜鉛を摂るなどのほか、糖質摂取やなんらかの就寝中の交感神経の活性を防ぐようにすると多くの歯ぎしりは緩和されます。


また、外気に触れる鼻粘膜も活発に細胞分裂をおこない、代謝を頻繁にしなくてはいけない部位なので、亜鉛不足により細胞分裂が遅くなると刺激に

亜鉛の働き

活性酸素を除去する

細胞分裂を正常におこなう

皮膚を守る（アレルギーに対抗）

視覚、味覚、嗅覚に働く

不足すると……

・イライラする
・疲れやすい
・胃腸障害
・肌荒れ
・脱毛
・味覚異常
・精力減退
・発育が遅れる

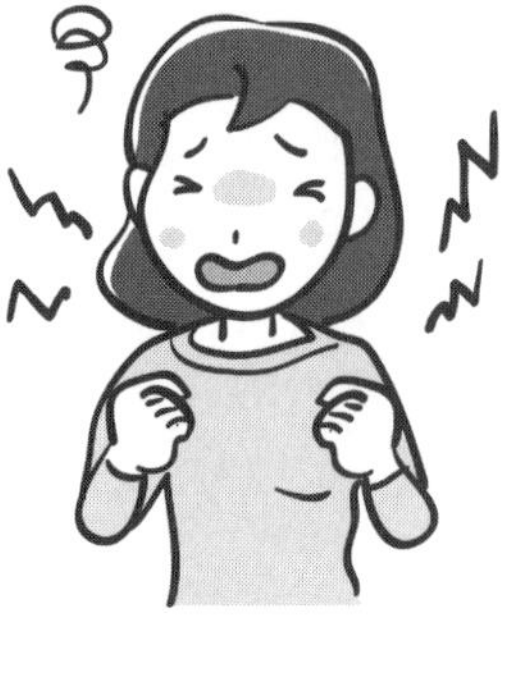

亜鉛
1日の必要摂取量
（60mg）

牡蠣（養殖・生）　約23個（1個20g）

和牛（肩・赤肉）　約1050g

かたくちいわし（煮干し）
約150匹（1匹5g）

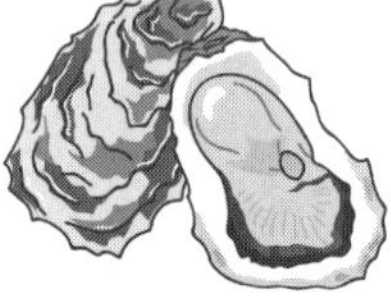

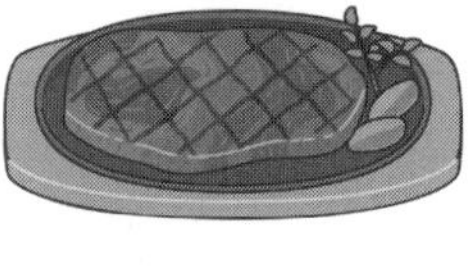

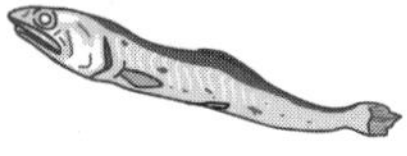

傷んだ粘膜がそのまま使われるので鼻炎が長引いてしまうことになります。

亜鉛は女性に不足がちで、よくサプリメントが推奨されていますが、食事においては積極的に摂るような意識はもたれません。亜鉛はなぜ重要なのでしょうか？

タンパク質はＲＮＡ（リボ核酸）がＤＮＡを転写することでつくられます。ＲＮＡが減ると細胞分裂が遅くなり、異常を起こすとがん細胞になります。このＲＮＡをつくるのが亜鉛です。

さらに亜鉛は前立腺・骨や骨髄・目の脈絡膜・筋肉・皮膚などに高濃度に存在し、酵素タンパクなどの高分子化合物においてはその結合の安定性に亜鉛が関与しています。亜鉛と何かしらの関係のある酵素は２００以上もあると言われています。

亜鉛のおもな生理機能

□細胞分裂を正常におこなう
□活性酸素を除去する
□皮膚や粘膜を守る（アレルギーに対抗する）

亜鉛は細胞の正常な成長、分化、増殖を機能させる欠かせない栄養素です。

体内に亜鉛が入るとおもに十二指腸で吸収がおこなわれ、その吸収率は約30％です。吸収された亜鉛は門脈中でタンパク質と結合して肝臓に運ばれます。そこでほかの亜鉛結合タンパクに受け渡され、いくつかの物質に結合して全身の組織に供給されます。

亜鉛は毎日10㎎～15㎎摂取されているものの、近年の食品は加工・精製されていて含有率は低くなってます。

ジャンクフードや清涼飲料水を口にすると体内から亜鉛が抜けてしまいます。ウインナー、ソーセージ、かまぼこなどの練り物に含まれる亜硝酸塩によっても亜鉛がもっていかれてしまいます。

飲酒によって亜鉛が体内から抜けてしまうというのは、生化学や生理学では一般的な話です。

よくお酒を飲んだ翌日に嘔吐《おうと》反射（歯磨き中におえっとなる）が起きる人は亜鉛不足で粘膜が敏感すぎるか反応が悪くなっているのです。

どこの歯科医院に行っても嘔吐反射で器具が口腔内に入らないという患者

様がいました。席に寄りかかるだけでおえっとなってしまうのです。2ヵ月間、亜鉛を飲んでもらい、ようやく治療を始めることができました。ご本人も改善具合に驚かれていました。

喉に水を溜められずゴホゴホしてしまう人も、亜鉛が不足していて咽頭粘膜に問題が起こっているかもしれません。

それ以外にも亜鉛が不足すると糖代謝が悪くなって、インスリンが脂肪を蓄えるので肥満傾向や内臓脂肪傾向でぽっこりお腹になったりします。

また、現代はストレス社会です。職場、家庭、環境、激しい運動や減量による精神的なストレスによって亜鉛の尿中排泄が増加することがわかっています。

亜鉛不足の症状

□疲れやすい、風邪を引きやすい
□食欲不振
□抜け毛
□皮膚症状（ただれ・水泡・乾燥・膿痂疹《のうかしん》）
□爪に白い斑点がある
□傷の治りが遅い
□生殖能力の衰え
□下痢
□知覚過敏
□精神神経症状（無欲化・情緒不安定・行動異常・震え・記憶障害）
□鉄欠乏性貧血

□活性酸素障害
□血糖調節異常

こうした症状があるから単純に亜鉛欠乏と判断することはせず、銅との比率を見ます。

理想の比は銅：亜鉛＝1：1（0・85）と言われています。銅は精神状態にかなりの影響をおよぼすので、この比率は注意しなければいけません。

脳の6割を構成する素材を補充する

脳の構成成分は脂質6割、タンパク質4割です。そもそも**神経細胞の多くはコレステロールによってできています。**脂質のうち半分はコレステロールです。

脳はコレステロールの塊と言っても過言ではありません。脳には千数百億個もの神経細胞があり、神経はコレステロールに包まれています。

もし**コレステロールが不足してしまうと、神経伝達がうまくいかなくなります。**コレステロール薬を飲んで、コレステロール値を大きく下げてしまうと、脳が働かなくなってしまうのです。

また、コレステロール薬は心臓にも悪影響をおよぼします。コレステロール薬を飲むとコエンザイムQ10が半減してしまいます。コエンザイムQ10は心臓で多く使われる成分なので、不足するときちんと心臓が機能せず不整脈のような症状が出ます。

米国ではコレステロールの薬はコエンザイムQ10と一緒に処方されるのが通例ですが、日本では医師の判断になってしまいます。

よく「コレステロールに気をつけて食事しなさい」と言われます。たしかに脂肪が多い食事をすると一時コレステロール値が上がりますが、コレステロールは血中でちょうどいい量を保つために肝臓でつくられるものです。悪い物質ではなく、むしろ**高いほうが元気になれる**のです。**悪玉コレステロール、善玉コレステロールと言われますが、それらも関係ありません。**

このことに関しては米国心臓病学会（ACC）／米国心臓協会（AHA）ガイドラインの発表を受けて、食事からのコレステロールの影響はないか少ないと訂正しています。コレステロールを下げることについても見直すことが言われています。学会によって出している数字は異なっています。

そもそもコレステロールの数値は、コレステロールの数そのものではなく、コレステロールと結合しているタンパク質の数を測っています。**タンパク質**

不足だとコレステロールの数値は低く出たり、溶血していると高く出たりします。その他、さまざまな体調の変化も数値に反映されます。

コレステロールに問題があるとすれば、プロリン（アミノ酸の一種）と糖が結合してメイラード反応を起こしたときです。これにより血管の内縁上皮がもろくなり、その結果血栓ができやすくなったり、血管を詰まらせる原因になったりします。

これは糖が問題なので、結局は糖質制限のほうが大切で、コレステロールの摂取量は気にしなくてよいでしょう。

コレステロールはＥＰＡ・ＤＨＡの含まれた脂を摂ることで質をよくすることができます。コレステロールが適量あると細胞膜の柔軟性が増します。その結果、血管にも伸縮性や柔軟性が増すので血圧降下作用も期待できます。

油は多価不飽和脂肪酸（オメガ3系）を選ぶ

EPAが壊れるので加熱しないで摂る

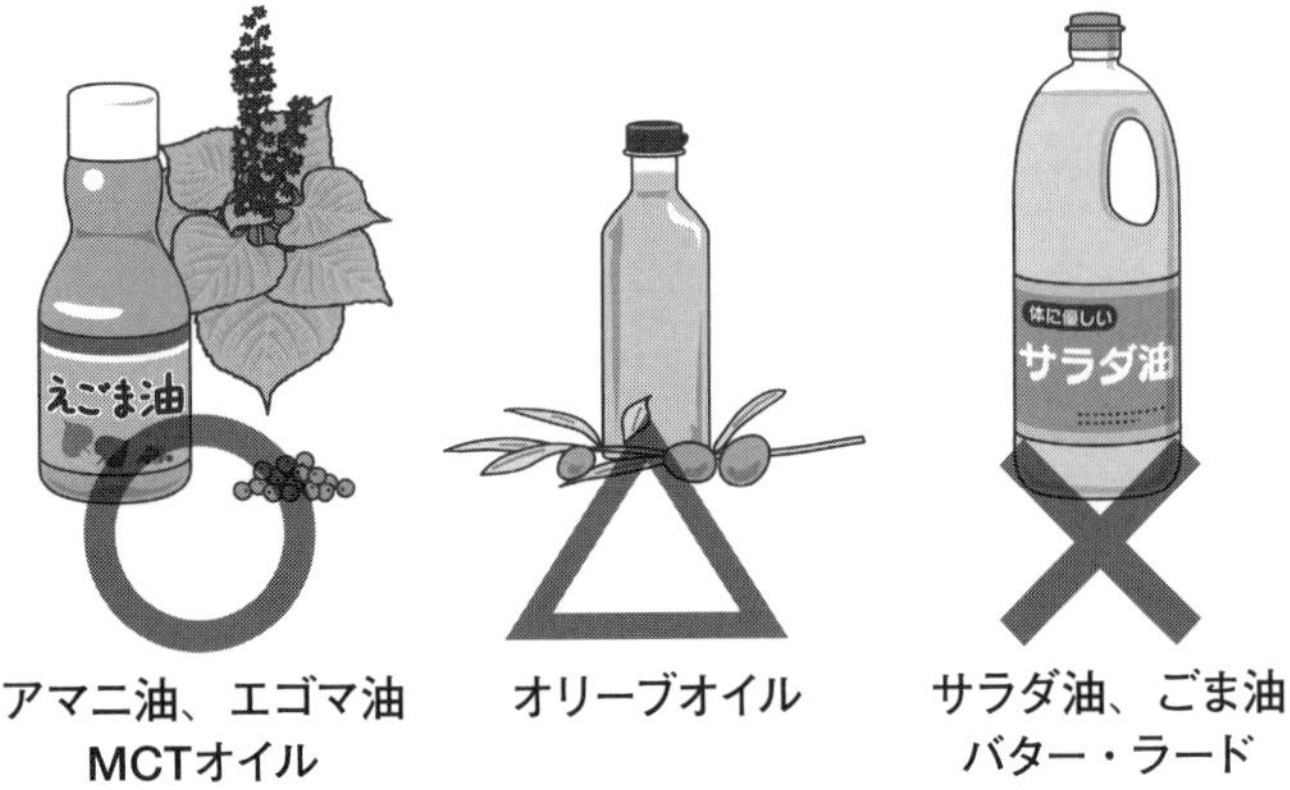

また、炎症抑制のためにはサラダ油や酸化した油（ファストフードに多い）は避けましょう。

脂質は飽和脂肪酸（バターやラードなど）と不飽和脂肪酸（植物性油）に分かれます。

油は不飽和脂肪酸のものを選びます。**アマニ油、エゴマ油、MCTオイル**がお勧めです。オリーブオイルは良くも悪くもありません。ごま油はＮＧです。

加熱するとＥＰＡが壊れてしまいます。**ドレッシングとして使っ**

たり、スプーン1杯〜2杯を飲むのもいいでしょう。

揚げ物がどうしても食べたいときには、オリーブオイルを使います。小麦粉の代わりに米粉をつければ、唐揚げでもトンカツでも食べられます。


不飽和脂肪酸のうち、**多価不飽和脂肪酸（オメガ3系）**の食品を摂るようにしましょう。よく言われる魚に含まれるEPAやDHAが豊富です。

コレステロールは熱に弱く、近年流行っているサバ缶・イワシ缶は加熱しているためEPA・DHAの豊富な摂取は期待できません。サプリメントで補ってもよいでしょう。

サプリメントの良し悪し

ヘム鉄などでは医療用のサプリメントと市販のサプリメントで吸収率が30

倍違うものもあります。サプリメントはピンキリがあることをおぼえておいてください。

たとえば、ビタミンCは紫外線により崩壊します。また、水溶性のため水に溶けて分解されて、さらに酸素や水分と反応すると（ジゲトグロン酸に変換）、ビタミンCとして働かなくなると言われています。**水に溶けたり、加熱されたビタミンCの効果はあまり期待できません。**

ビタミンCを摂るために温野菜を食べる人がいます。通常は、SOD（スーパーオキシドジスムターゼ）という活性酸素を分解してくれる物質で問題ないのですが、加熱したり、水に溶けているビタミンCは変性されているので（デヒドロアスコルビン酸）、活性酸素（スーパーオキシドラジカル）を生成しやすくなります。活性酸素はがんにつながります。

ビタミンCの豊富なドリンクや温野菜を多く摂取することは避け、しっかりと遮光されてつくられたサプリメントを見極めなければいけません。

ビタミンDには羊の毛に紫外線を当てることによって採取したものもあります。非常に安価で手に入りますが、原材料にもこだわるのであれば**卵黄から抽出したもの**を選びましょう。

わたしは鎮痛剤の炎症薬の副作用で多《た》形《けい》滲出性《しんしゅつせい》紅《こう》斑《はん》という、全身に斑点が出る症状が出てしまいます。この斑点や傷を治すときにはビタミンAに**ココナッツオイル**を溶かして皮膚に塗ります。皮膚の修復効果があるので傷の治りがよくなります。

定期健診に来ていた、痛み止めを処方されて同じ症状が出ていた男の子に、痛み止めをやめてもらったら、3日で症状がなくなりました。

ヘム鉄のサプリメントも**レバーから摂ったもの**を選んでいます。非ヘム鉄がほとんどでヘム鉄が少ししか入っていないものもあるので、何由来のヘム鉄がどのくらい含まれているかもよく見てください。

日本の場合は原材料を見て、成分が多い順に記載されているので、ヘム鉄末が先にきているかを見ます。

サプリメントは対象実験的に**自分に合うものを試していくしかありません。**効果の感じられないときは成分が少ないか、なんらかの理由で効かないということが考えられます。

重金属を除去するデトックス法

アトピー傾向のある赤ん坊は亜鉛ペーストをなめてもらうと治ります。爪を見て、白い斑点ができると亜鉛不足を疑います。

重金属はキレーション療法（金属イオンを封鎖するキレート剤を点滴・投

薬する）で除去する方法があります。細胞内に取り込まれた有害な重金属を高濃度DHAが引っ張り出してくれることがわかっているので、EPA・DHAのサプリメントにも効果が期待できます。

わたしもフルボ酸のサプリメントを飲んで、グルタチオン点滴を休憩時間にして重金属を排出しました。

高濃度のビタミンCを摂取するグルタチオン点滴では、パーキンソン病でつかまり立ちがやっとだった患者が、わずか60分ほどでスタスタ歩いたりできるようになる事例があります。アメリカの実験ですが、目を疑うような映像です。ユーチューブ上にアップされているので、その効果をぜひ見ていただきたいです※。

からだに溜まった重金属を排出するビタミンCの作用ではないかと言われています。最近では子宮頸がんワクチンの副作用で出る痙攣《けいれん》も

※ https://www.youtube.com/watch?v=F2vl9zO-DqU&t=2s

治まることが確認されました。

重金属は蓄積量よりも**排出できるかどうかが重要**なのです。

工場の近くに住んでいる方は、空気中の鉛を吸い込んでしまう人もいます。重金属が溜まると皮膚の代謝がおかしくなるので湿疹が出やすくなります。

水道水は塩素によって消毒されているので、腸内細菌が殺されてしまうことがあります。水道局からの距離などでも違いますが、さびている水道管から鉛が多く入っている可能性があります。**ミネラルウォーターか浄水器付きの水**を飲んでください。アトピーが強い方はシャワーにも浄水器を付ける方もいらっしゃいます。

蛇足ですが、ミネラルウォーターにはミネラルは含まれません。源泉から汲み上げたときにミネラルが含まれているのであって、煮沸したときにはすべて飛んでしまうのです。

40年ぶりにお肌が見えましたというアトピー患者の方には、タンパク食に変えて、EPA、γリノレン酸のサプリメントを飲んでもらうと、炎症症状が軽くなり、かゆくなくなって完治していきました。

細胞の周りはコレステロールでできていて、炎症でコレステロールが破けるときに脂の成分（アラキドン酸）が悪いと炎症がひどくなります。EPAやDHAは炎症を抑制する方向に働くので、かゆみも落ち着いていきます。普通の油だとアラキドン酸が強くなって、アレルギーなど炎症がひどくなります。

アレルギーの人は舌先に斑点が見られることがよくあります。たまたま皮膚に出たり、鼻粘膜に出たり、咽頭粘膜に出たり、症状はさまざまですが、根本にあるものは免疫異常です。アレルゲンはアトピー以外にも色々な出方をします。喘息のアレルギーもEPAで治ります。

花粉症は複雑でビタミンDも必要です。腸の壁がやられてしまうのが、小麦グルテンとカゼインとカンジダ菌です。カンジダサポートを飲むといいかもしれません。カンジダ菌の検査に引っかかっていた人も、カンジダサポートで症状は出なくなります。

食品添加物は、体内からいつ抜けるかわかりません。ほとんど薬と捉えてよいでしょう。

薬は少し飲むとすぐに肝臓の値が変わります。実際に採血をすると異常なほど数値がポンと上がります。

食品添加物を摂取しても反応が出ない人も、じつは反応するための肝機能そのものが落ちているかもしれないのです。肝臓の薬を飲むことで、肝臓数値が上がり、あたかも正常のような数値になってしまうことがしばしば見られます。健康診断ではそこまで見ません。

ロイテリ菌

1980年代にアンデス山中の女性の母乳から乳酸菌の一種であるロイテリ菌（Lactobacillus）が発見されました。スウェーデンのカロリンスカ医科大学からもっともすぐれたプロバイオティクスとして認められた、私たちの腸にいる善玉菌です。

乳酸菌を取り入れても、胃酸でほとんどが死んでしまいます。届いたとしても生育しません。しかし、ロイテリ菌は、胃酸に耐え抜き、腸で菌叢をつくり、増殖します。

ロイテリ菌には「プロテクティス株」（腸内環境を整える＝悪玉菌の増殖を抑制する）と「プロデンティス株」（口腔内環境を整える＝虫歯菌、歯周病菌の増殖を抑える）があります。

抗生物質は良い菌も悪い菌もすべて殺してしまいます。しかし、ロイテリ菌は、ピロリ菌といった病原菌のみを攻撃する天然の抗生物質とも呼べる働きがあります。

ピロリ菌に感染している15名にロイテリ菌を30日間摂取してもらうと、胃の中のピロリ菌は60％の人で消滅していました。

さらに善玉菌と悪玉菌のバランスまで整えるのです。これによりカンジダ菌の過剰な増殖を抑制することができます。

腸内環境が整うことは免疫力の向上を意味します。それだけではなく、口イテリ菌は病原菌を食べるマクロファージや抗体をつくり出すT細胞が正常に作動するよう調節をしています。

マクロファージは活性化すると炎症を促進するTNF－αという物質を分泌します。ロイテリ菌はマクロファージを理想的な状態にするので、TNF－αが過剰に反応することがなくなり、炎症も鎮まるのです。

また、1日に6時間夜泣きをする赤ん坊にロイテリ菌を与えた結果、1週間で100分/日、2週間で60分/日近く、夜泣きの時間が短くなることがわかっています。

アトピー性皮膚炎の乳児50名を対象とした実験では、湿疹の面積が約3分の1になっています。

同じく急性の下痢症状が出ている乳児66名に高用量のロイテリ菌を与えると1日で87％が改善しました。

便秘でも4週目には100％が正常（週3回以上の排便）になったという結果も出ています。

食生活を変えるコツ

毒消し食のデメリットを挙げるならば、食費がかかることでしょう。以前にカレー屋に誘われたときは、カレーは頼まず、サイドメニューの海老、鶏肉、ハンバーグを食べました。当然、カレー単品よりも1・5倍くらいの食費になります。さらに量も足りないので、帰宅してからプロテインを摂取します。

糖質制限をすると、糖質を入れたときに体調が悪くなってしまいますから、オーソモレキュラーの医師仲間同士との会食はほとんどがしゃぶしゃぶか焼き肉になっています。

偏食のように思われますが、わたしは懐石料理も大好きです。たまにはお寿司やラーメン、カレーライスが食べたい日もあります。制限しすぎると楽しみがなくなるので、それなりの準備をして好きなものを食べるときもあります。

糖質のあるものを食べるときには、事前にサイリウムや**ギムネマ**を飲んで、血糖の急上昇を抑える工夫をするのです。また、なるべく**15時まで**に食べるようにしています。

食べる順番は関係ないというご意見もあるようですが、実際に変化が出ていることはいくつか報告されていますし、セカンドミール効果などはまさに順番を肯定しているものだと思われます。

カテコールアミンの分泌は朝4時ごろがピークで15時ごろに一旦分泌が終わります。なので、それ以降の時間帯での血糖調節は難しくなるのではないかと言われています。

カテコールアミン分泌が終わってから糖質を摂ると、血糖値コントロールが難しくなります。夜11時に糖質を摂った場合、翌日の血糖値が異なっていたという研究があります。


わたしは以前に格闘技を10年間ほどしていたのですが、減量中、夜にみかんを食べると翌日太っていたり、消化にいいからと味のないパスタを食べて全然体重が落ちないという経験をしました。わたしの場合は血液検査の結果、とくに1・5—AGなどは極端に低いことから血糖調節がうまくいかなかったことが予想されます。

ダイエットをしても途中で体重が止まってしまう人は、タンパク質摂取不足も疑ってみるといいです。タンパク質が不足すると（カロリー不足も手伝って）筋肉を分解して、糖新生を起こして血糖値が上がってしまいます。血糖値が上がるとインスリンが出て、脂肪が蓄積されてしまいます。

当院の患者様でも、アミノ酸を摂るように指導して、糖質制限したところ、2ヵ月半一度も停滞期なしで14キログラム体重が落ちた方がいらっしゃいました。嬉しさのあまり受付で叫び声を上げられたので、よくおぼえています。

豆類は納豆、豆腐、大豆なんでもいいですが、たまにレクチンというタンパク質が合わない人がいます。そのような方は、プロテインもヘンププロテインやライスプロテインを選択します。

食事を変えるコツは**完璧主義にならない**ことです。複雑すぎたり、ストイックに制限しすぎると続きません。タンパク質は細かく判断すれば赤身肉の問題や産地、飼育環境などさまざまなことが考えられます。ただ、摂らないよりは摂ったほうがいいので、はじめはストイックに食品を制限しすぎず、1日に必要なタンパク質量摂取を心がけてください。

この本を読まれて、「今日から食事を変えるぞ！」とやる気に満ち溢れているかもしれませんが、意欲で習慣を変えようとしても挫折します。上がりすぎたやる気はいつか必ずなくなります。結果への期待も過剰になるので、うまくいかなくなったあと、極端にやる気がなくなります。

モチベーションを使わないで取り組むことがいちばんの成功の秘訣です。感情の上下自体を楽しむ感情中毒になってしまうことには注意しましょう。目的は実行することなのですから。

また**創造的回避**（Creative Avoidance）といって、人は現状維持しようとする生き物ですから、新しいこと、日常からはみ出ることをしようとすると、無意識に拒否が働きます。

たとえば英語学習を新しく始めようと思っても席に着いた途端に違うことが頭に浮かんで集中できなかったり、「これ以上作業すると明日に響くから」「今日は少し体調がよくないから回復に努めたほうがいい」と上手にやめる口実をつくって、自己肯定します。

「自分には難しい」「今すぐにはできない」という作話もこれに入ります。混乱しているから後回しにするという思考の癖があるのでしょう。

メンタル面でのブレをケアするためには、**ルール遵守率**を高めることで回避できます。

「○○という結果が出るまで、○○する」

このようにルール化してしまい、淡々と実践する訓練を積むだけです。とくにモチベーションが上がったときには落ち着くまで手をつけず、モチベーションが低いときほどすぐに取り掛かることです。

作業をしながら良いか悪いかの評価をするのではなく、これをやると決めたのだからという理由のみで作業をします。評価は別の日に決めておこなうようにします。

この訓練を半年ほど続けると、やる気とは無関係に物事を習慣化する能力が身につきます。わたしは妻との闘病生活中にとても動揺していましたが、毎日淡々と学びを深めて治療法を探っていました。動揺していても妻の症状は治らないので、治る方法を模索している時間は心配することをやめました。

一見冷たいようですが、結果的に解決しなければ現在も妻は苦しみの中にいたことでしょう。やはり感情中毒をやめる必要があったのです。揺れる弱い人間には誰も救えません。

ミネラルバランスが悪かったり、鉄欠乏だと思考力が低下するので、栄養改善しながら同時並行で、訓練を続けていきましょう。

BDH

「体調がよくないんです……」

不健康自慢のように訴える方がいます。でも、診察のたびに同じ話を聞くと不思議に感じます。毎回ですから、どうして治そうとしないのだろうと思うのです。

ＢＤＨ（Being Doing Having）をご存知でしょうか？　在り方や考え方が行動方針を決め、行動が結果を決めているという言葉です。

皆さん「どうすればいい？」「もっとよい方法はないか？」「やり方さえわかれば」とハウツー（方法）ばかりが気になるようです。しかし、方法からのアプローチでは自分を変えることは難しいです。

Beingそのものはまさに習慣に近い性質のものなので、その部分から直していかなければ、やり方だけ真似してもできるはずがありません。また元の習慣に戻ってしまいます。

めんどくさがりの人はめんどくさがりの性質から直さないと、何をするのも難しいでしょう。

わたしは「〜だと思う」という意見を混ぜてくると「あ〜、調べるのが面倒くさいんだな」「確認するのを怠る人なんだな」と考えます。それはエネルギー切れのサインです。

おそらくこのような人は自分にも作話を続けるので、自分でも何を把握していて、何が把握できていないのかがわからなくなっているのではないでしょうか。

そのほか、「ちゃんとやっているつもりです」という人も多いのですが「真剣に取り組んでいます」という人とではまるで違います。

実際に「いつ、何を食べ、どんな反応があったのか?」を具体的に伺うと、曖昧な返事になり、「〜だったと思います」という答えが返ってきます。

あきらめグセのついている人は、絶対に成功させたいと思う人とはまるで違うことをするので興味深いです。あきらめるために何かにチャレンジするようになり、そして、願ったとおりに、結果が出ないとあきらめてしまうのです。

本人は治す努力をしていると主張します。でも、不思議とムッとしたり悲しそうにするんです。

ほんとうによくなりたい人は「それはどういうことですか?」「どうやったらいいのですか」「どこで調べられますか?」と質問が変わってきます。つねに何かを探す態度です。

もし、水中で岩に洋服が引っかかり息ができなくなってしまったらどうでしょう?

破ってでも服を捨てるでしょうし、多少の傷なんかは気にもならないはずです。人間は、ほんとうに嫌なときには、そのように動くものだと思います。体調不良を治す方法が目の前にあるのに、実践しようとしなければ、ほんとうは今の状態が好きなのかもしれません。

「もう年だから……」
「あと何年かすればお迎えがきてくれるので……」

1日の診療でこの言葉を何回も聞きます。しかし、年齢以外にもあなたを弱らせている原因はいくらでもあるはずです。

食事には気をつけていますか？
積極的に人と触れ合っていますか？

1日寝たきりではありませんか？

体験から学んだ学習と、教わってそのとおりにやったというものは別物です。じっくり取り組むことへの価値観の薄れは恐いです。じっくり取り組まなくていいものほど、大して必要ないことだったりします。自分に都合のいい情報だけを切り取って人生を変えられるはずがないのです。

「具合がひどく悪いんです」と訴える人に、「糖質は食べないようにしてください」と言うと、「それだけはできません」と激しく拒否反応を示します。

医者は治療法を提示することしかできません。取り入れるのは患者さん本人の努力です。試してみようと思えるまで、続けてみようと決心するまで、その内発性が出るのを待つことしかできません。

皆さん、たった1つの方法ですべてよくなる。なるべく少ない手順で成果を出したいと願っています。効率神話による洗脳です。やったこと以上の成果が出るというファンタジーに侵されていると言えるでしょう。

魔法の杖を探し続け、あれこれと試すばかりで、自分で決めたルールどおりに実行しない人もたくさんいます。

自然界では種を蒔くと育つのに時間がかかります。栄養も数ヵ月待たないと成果が出ません。しかし、栄養療法に取り組んでも待つことができないのです。

効率が悪いから、うまくいきそうもないから、感情的な判断で実践しなくなります。対象実験的思考と言いますが、健康づくりもトライ&エラーなのです。ただ失敗したくないので、「病院を変えたくない」「みんながしている治療法なら安心だ」と、現状維持に留まるのです。

「右に倣え」で思考停止して、自分がなぜ選択したのかを曖昧にして、未消化のまま不満足感が蓄積されている人がたくさんいます。その末路は、あまりに楽天的な思考です。

プラス思考は弱っているときには前を向けるきっかけとして有効ですが、その本質は「失敗した、ダメだったそのままの自分でもOK」というものです。人間はある種自己否定して、現状を否定して進化し続けてきました。新しいことにチャレンジしなければさらなる成長はありません。

人は反省させられるときに落ち込むことを強要されがちなので、反省について誤解してしまっています。反省するとは自分の反応を変えるための作業です。

「なぜ失敗したのか」「うまくいかなかったのか」「次にどんな手立てがあるのか」を考えるきっかけになります。わたしは今では間違いが見つかって運がよかったと自然に思うようになりました。

医療もはじめから答えありきではありません。確信なんて誰もありません。栄養療法がいいと感じたら、少しずつやってみて効果を試しながら継続していく。ある程度続けてみて効果がなければ新しい方法を試してみる。悪い面を見てしまうのは無意味で、よくなるために何ができるのかを考えて、手立てを打っていくのです。

健康とは何をするかではなく内面がいちばん大事です。健康づくりは相補完的で、お腹が空いたらイライラしてしまうことがあるように、体調からメンタルにくることもありますし、気力が充実していれば多少お腹が空いていてもがんばれます。

意思の力を使わないと健康づくりはできません。ただ、栄養素が入っていなければ気力すら湧きません。できないから自己否定するのではなく、試しにやってみようという気楽さを大切にしてください。

「年だから……」というセリフをもっている人は、不健康を運命のように考えているのでしょうか？

マレーシアのマハティール大統領は93歳です（2019年6月現在）。皆さんの世代があきらめてしまうと、その下の世代が自分の将来に見切りをつけてしまいます。

あなたの命はあなただけのものではありません。その後ろ姿を子どもたちが、お孫さんが見ています。子どもたちが将来に希望をもてるような生き方をしていただきたいのです。

――おわりに―― 人生の品質

わたしは本を読むときに思わず「なるほど！」「これは、すごい！」と余白に書き込んでしまうほど、1冊の書籍を精読します。

著者には、その作品づくりにかかわっているすべての人には、「こんなことが伝わったらいいな」という願いがあるはず。それを少しでも表現したくて考えに考えて一字一句が紡ぎ出されているはずです。それを今回、はじめて本を書かせていただく立場になって実感しました。

「人生にも品質がある」

妻の原因不明の体調不良をきっかけに、この言葉が意味することを心の底から実感しています。

体重が半年で9キログラム落ちていたことを知ってからは、なんとかしなければならないと毎週2件、必死に病院を回り、気功、心理学など学術体系の確立されているものから始まって、ありとあらゆる健康法・治療法を試しました。振り返ってもとてもつらかった時期です。未来なんて何も見えませんでした。

栄養療法の先駆者である溝口徹先生や飯塚浩先生も、身近な人のために栄養療法を始められました。

医療についてのみのエビデンスを盲信していたわたしにとって、食べものがこれほど体調に影響をおよぼすなどとはまったく想像ができなかったことです。

私自身は3ヵ月で8キログラム減量でき、花粉症も克服。長年の悩みだった目の下のクマも、ひどい肩こりもあっという間に治りました。毎日深い眠りを得られ、気分が落ち込むことはまるでありません。


信じられないような変化を体感して、もっと詳しいことが知りたくなり、国内で開かれている栄養関連の多くのセミナーに片っ端から参加していきました。

また、出回っている書籍も古いものから新しいものまで見かけたものはすべてに目を通してゆくようになりました。


そんな折、飯塚先生とはじめてお話をさせていただく機会がありました。

あるセミナーで、たまたま講師の先生から「小垣さんが栄養の勉強をしているそうですよ」とご紹介いただき、そこではじめて栄養療法というものがあることを知りました。

その日は休憩時間のたびに「先ほどのお話の続きなのですが……」と飯塚先生を追いかけていましたから、さぞ驚かれただろうと思います。

栄養療法の勉強を始めるなかで、妻が具合を悪くした原因のグルテンについても理解を深めてゆくようになりました。それどころか、あらゆる栄養素には人間の生体反応と深い関係があることを知り、人体の不思議さと繊細さにすっかり魅了されてゆくようになりました。

そして、多くの偉大な先生方とお会いして、奇跡のような治療方法を学び、2018年には飯塚先生のご厚意により、共同で講演会を開くことができました。

患者さまをはじめ、多くの方々がご参加くださり、講演会の内容を実践し、いかに体調がよくなったかを報告してくださるようになりました。

わたしの母は服薬をすべてやめ、以前よりも元気に暮らしています。98歳になる祖父も元気に隣町まで自転車で将棋をしに行っています。

そして、肝心の妻は、すっかり体調が元通りになり、以前のように朗らかに笑うようになりました。

やはり、人生には品質があるようです。

食を整え、からだを整えてゆくことは、生活を整えてゆくことにつながり、人生に充実感をもたらします。誤解のないようお伝えしておきたいのですが、病気が妻の人生の品質を低下させたと考えているわけではありません。
あのときの経験によって、私たち夫婦は、からだは自分が思っている以上の力を秘めていることを知ることができ、それを引き出す方法に出会えたことでそれまでとは比べものにならないほどの豊かな経験を味わうことができるようになったのです。

今まで出会えなかったような人と出会い、
今まであきらめていたことにチャレンジでき、
充実した気持ちで毎日を送れるようになりました。

そして、このようになれたのは巷に溢れるプラス思考をもたらすもののどれでもなく、驚いたことに、日々の栄養摂取とその結果生じる身体反応そのものだったのです。

栄養は人生を根本から変えてくれる可能性を秘めています。

まだまだ道半ばではありますが、わたしが知り得るお役に立つであろうお話を精一杯詰めさせていただきました。

人は誰かのためだからこそ、がんばれるのだと思います。

あなたにも自分の健康だけでなく、誰かが心配になったときに助けられる武器を持ってもらいたいと思います。平凡なわたしでも妻を案じて思いもよらない行動を次々と起こしてこられたように、あなたにも必ずできます。

そして、あなた自身の人生の品質がずっと向上されることを何よりも願っています。

最後に、今回の出版を心より応援してくださった柳澤厚生先生、飯塚浩先生、小早川明子さん。出版社とのご縁をつないでくださった木暮太一さん、編集者として伴走してくださったアチーブメント出版の白山裕彬さん、歯科クリニックを支えてくれているスタッフ、そして最愛の家族に感謝を込めて筆を置かせていただきます。

2019年6月　自宅の書斎にて

小垣佑一郎

推薦のことば

医療の混沌を解決するのがオーソモレキュラー栄養医学である

~小垣佑一郎先生の今後の活躍への期待~

メディカルストレスケア飯塚クリニック　飯塚 浩

医療業界で「医科歯科連携」の必要性を訴える声が聞かれるようになってかなりの時が経ちました。しかし医療現場の現実は依然として医科歯科連携どころかどんどん臓器別・疾患別に細分化されていき、医科の中ですら統合とはほど遠い状況が続いています。

医療現場では「検査値を正常化する治療」が横行しています。健診でコレステロール、血糖値、血圧などを指摘され、ガサッと薬を出され、そのあとから、うつや認知症を疑われて来院する患者さんが後を絶ちません。完全に医原病です。

そもそもコレステロールは大事な栄養なのに、「心臓血管を守るためにとにかく下げる」という方針で薬をバンバン出す。コレステロールは多数のホルモンや胆汁の材料になるだけでなく、細胞形態の維持、神経伝達に不可欠です。そもそもコレステロールを下げたらコエンザイムQ10も下がり、エネルギー産生が落ち、よいことはありません。下手すればうつになったり認知障害が出てきます。「心血管疾患で死なないためならほかの疾患で死んでもいいのか！」と小一時間問い詰めたい。

血圧だって、人にはちょうどいい血圧というのがあります。その人が朝起きて心地いいと感じているときの血圧こそがその人にとっての「良い血圧」であり数字ではありません。薬で無理に下げてしまったために頭がボーッとしてしまう人が山ほどいます。ストレスや栄養の偏りからくる交感神経の興奮や内臓脂肪が収まると血圧は適正になっていきます。

糖尿病にしてもＨｂＡｌｃと血糖値だけを測って、患者がどんな食事や生活をしているかを尋ねもしない治療がはびこっています。まさに「検査値の治療」です。海外の先進国に比べ日本の糖尿病の合併症率が明らかに高いのはこのためです。

血糖値が高くたって痛くも痒くもありません。糖尿病の治療の目的は「合併症を起こさないこと」に尽きます。そのためには血糖の乱高下を起こさないような食事指導や処方をせねばなりません。しかし現状は治療の本筋から大きく外れています。

このような「検査値を正常化する」治療によって、症状の数だけ薬が増え、複数の科を受診すればするだけ健康から遠ざかるという状況が続いています。この混沌を統合する観点はあるのでしょうか？　その答えこそがこの『毒消し食』であり、小垣先生も実践するオーソモレキュラー医学の考え方です。

「汝の食事を薬とし、汝の薬は食事とせよ」というヒポクラテスの言葉を我々、医師・歯科医師は最新の科学的知見を駆使しながら実践していかねばなりません。小垣先生の今後のご活躍に期待しております。

人生そのものを根本から変える栄養の力

NPO法人ヒューマニティ理事長　小早川明子

数年ぶりにお会いしたときの小垣先生の奥様は、別の方と再婚されたのかと思ってしまうほどの変わりようでした。

わたしの知る以前の奥様は、痛みに耐えているようなお顔と、落ちた肩、寂しそうな女性でした。

溌剌とした笑顔、強いまなざし、背筋がきれいに伸びている目の前の奥様に変化の理由を聞くと、治療を受けたのではなく「食事療法」をしただけと聞いてさらに驚きました。

私自身が長年、階段を上がるのさえ辟易する重いからだを引きずり、肩こりに苦しみ、快適に生きるのはあきらめて生きていたので、早速、小垣先生にアドバイスをいただき、指導に従いました。

2ヵ月が過ぎ、生きるのが楽しいと感じていることに気づきました。からだの痛みや重だるさ、爪の縦割れが消えているのにも気がつきました。自分の身に起きた変化が不思議でなりませんでしたが、この本にはその理由がしっかり書かれています。


私たちのからだは全体として機能しており、問題個所だけに対処する医療ではほんとうの健康は得られないことがわかりました。

目からうろこが落ちる生活習慣実践法もたくさん書かれてあり、これらを生活に取り入れ、わたしのように60歳になろうとしている人間でもからだを変えることはできるという感動を、本を読まれたたくさんの方に体験していただきたいと思います。

[参考文献]

第3章　病巣感染　口腔内の炎症が全身に影響する

Hearrell,R.F.Mental Response to Added Thiamine.Journal of Nutrition Vol.31 No.3 March 1946,pp.283-298

「分子栄養整合学概論（下巻）」金子雅俊著、分子栄養学研究所、2001年

Edwards, T. and McBride, B. C.: Biosynthesis and degradation of methylmercury in human faeces. Na 3: 462-464, 1975.

http://www3.kumagaku.ac.jp/minamata/wp-content/uploads/2018/08/02_chronology.pdf

http://www.ousda.jp/cmsdesigner/data/entry/saisin_news/saisin_news.03922.00000002.pdf

http://www.eiken.co.jp/modern_media/backnumber/pdf/2017_02/005.pdf

http://jams.med.or.jp/symposium/full/126068.pdf

https://www.keio.ac.jp/ja/press_release/2015/osa3qr000000ydi5-att/20150701_yoshimura.pdf

第4章　口の中から毒を消す　実践編

Shinichi Yachida †*1,2, Sayaka Mizutani †3, Hirotsugu Shiroma3, Satoshi Shiba1, Takeshi Nakajima4, Taku Sakamoto4, Hikaru Watanabe3, Keigo Masuda3, Yuichiro Nishimoto3, Masaru Kubo3, Fumie Hosoda1, Hirofumi Rokutan1, Minori Matsumoto4, Hiroyuki Takamaru4, Masayoshi Yamada4, Takahisa Matsuda4, Motoki Iwasaki5, Taiki Yamaji5, Tatsuo Yachida6, Tomoyoshi Soga7, Ken Kurokawa8, Atsushi Toyoda9, Yoshitoshi Ogura10, Tetsuya Hayashi10, Masanori Hatakeyama11, Hitoshi Nakagama12, Yutaka Saito4, Shinji Fukuda7, 13-15, Tatsuhiro Shibata1,16, Takuji Yamada3,15 Metagenomic and metabolomic analyses reveal distinct stage-specific phenotypes of the gut microbiota in colorectal cancer.2019

Horiuchi M, Yamamoto T, Tomofuji T, Ishikawa A, Morita M, Watanabe T.Toothbrushing promotes gingival fibroblast proliferation more effectively than removal of dental plaque. Journal of Clinical Periodontology. 2002; 29(9):791-795.

Tomofuji T, Morita M, Horiuchi M, Sakamoto T, Ekuni D, Yamamoto T, Watanabe T.The effect of duration and force of mechanical toothbrushing stimulation on proliferative activity of the junctional epithelium. Journal of Periodontology. 2002; 73(10):1149-1152.

Sakamoto T, Horiuchi M, Tomofuji T, Ekuni D, Yamamoto T, Watanabe T. Spatial extent of gingival cell activation due to mechanical stimulation by toothbrushing. Journal of Periodontology. 2003; 74(5):585-589.

Tomofuji T, Ekuni D, Yamamoto T, Horiuchi M, Sakamoto T, Watanabe T. Optimum force and duration of toothbrushing to enhance gingival fibroblast proliferation and procollagen type I synthesis in dogs. Journal of Periodontology. 2003; 74(5):630-634.

Yamamoto T, Tomofuji T, Ekuni D, Sakamoto T, Horiuchi M, Watanabe T. Effects of toothbrushing frequency on proliferation of gingival cells and collagen synthesis. Journal of Clinical Periodontology. 2004; 31(1):40-44.

Tomofuji T, Kusano H, Azuma T, Ekuni D, Yamamoto T, Watanabe T, Kishimoto T. Gingival cell proliferation induced by use of a sonic toothbrush with warmed silicone rubber bristles. Journal of Periodontology. 2004; 75(12):1636-1639.

Tomofuji T, Yamamoto T, Sakamoto T, Ekuni D, Watanabe T. Gingival cell responses to sonic or oscillating/rotating electric toothbrushes. International Journal of Oral Health. 2004; 1:11-15.

Ekuni D, Yamamoto T, Yamanaka R, Tomofuji T, Watanabe T. Beating stimulation promotes proliferative activity in rat gingival cells. Dentistry in Japan. 2005; 41:89-94.

Kusano H, Tomofuji T, Azuma T, Sakamoto T, Yamamoto T, Watanabe T.Proliferative response of gingival cells to ultrasonic and/or vibration toothbrushes. American Journal of Dentistry. 2006; 19(1):7-10.

Sakamoto T, Horiuchi M, Tomofuji T, Ekuni D, Yamamoto T, Watanabe T. Spatial extent of proliferation of oral sulcular epithelium by toothbrushing. International Journal of Oral Health. 2006; 3:33-37.

Tomofuji T, Sakamoto T, Ekuni D, Yamamoto T, Watanabe T. Location of proliferating gingival cells following toothbrushing stimulation. Oral Diseases. 2007; 13(1):77-81.

Ekuni D, Tomofuji T, Tamaki N, Sanbe T, Azuma T, Yamanaka R, Yamamoto T, Watanabe T. Mechanical stimulation of gingiva reduces plasma 8-OHdG level in rat periodontitis. Archives of Oral Biology. 2008; 53(4):324-329.

Ekuni D, Yamanaka R, Yamamoto T, Miyauchi M, Takata T, Watanabe T. Effects of mechanical stimulation by a powered toothbrush on healing of periodontal tissue in rat model of periodontal

https://www.hosp.tohoku.ac.jp/pc/img/tyuuou/nst_do.pdf

file:///Users/ogakiyuichiro/Downloads/kai20080417sfc_116.pdf

https://www.hosp.tohoku.ac.jp/pc/img/tyuuou/nst_do.pdf

file:///Users/ogakiyuichiro/Downloads/kai20080417sfc_116.pdf

http://www.tokyo-eiken.go.jp/files/top/28yuudokusyokubutu.pdf

https://www.city.aizuwakamatsu.fukushima.jp/docs/2014042500051/files/yuudokusyokubutu.pdf

https://cleanup.jp/kitchen-academy/pdf/04/04-4.pdf

https://www.mhlw.go.jp/stf/seisakunitsuite/bunya/kenkou_iryou/shokuhin/syokuchu/poison/index.html

Kubo KY, Kotachi M, Suzuki A, Iinuma M, Azuma K. Chewing during prenatal stress prevents prenatal stress-induced suppression of neurogenesis, anxiety-like behavior and learning deficits in mouse offspring. International Journal of Medical Science, 15, 849-58, 2018.

第５章　最強のデトックス　毒消し食

https://www.amed.go.jp/news/release_20190124-01.html

https://www.mhlw.go.jp/content/10901000/000491509.pdf

https://www.mhlw.go.jp/file/06-Seisakujouhou-11130500-Shokuhinanzenbu/0000148493.pdf

https://www.env.go.jp/council/14animal/y143-17/ext01.pdf

http://www.maff.go.jp/j/syouan/tikusui/siryo/pdf/chikusan.pdf

http://www.maff.go.jp/j/chikusan/kikaku/pdf/130327_meguji_sepa3.pdf

https://www.pref.chiba.lg.jp/lab-chikusan/chikusan/kenkyuujouhou/documents/35p77.pdf

https://www.mhlw.go.jp/file/06-Seisakujouhou-11130500-Shokuhinanzenbu/0000148493.pdf

https://www.fsc.go.jp/sonota/kikansi/36gou/36gou_4.pdf

file:///Users/ogakiyuichiro/Downloads/kai20130403pr1_130.pdf

http://www.maff.go.jp/j/syouan/nouan/hiryou/riyousaikai.html

https://www.newsweekjapan.jp/stories/world/2018/10/post-11038.php?fbclid=IwAR3mLBUjywUGSOYcFPeVOZfnVtIz5lfRBsGvNVl3P-KL3DM22R0dO3VZJtw

file:///Users/ogakiyuichiro/Downloads/2016-08-children-grams-added-sugars-daily.pdf

https://www.juntendo.ac.jp/graduate/pdf/news03.pdf

file:///Users/ogakiyuichiro/Downloads/GL2013-03.pdf

http://care.diabetesjournals.org/content/early/2019/04/10/dci19-0014

https://www.thelancet.com/journals/lancet/article/PIIS0140-6736(17)32252-3/fulltext

http://promea2014.com/blog/?p=7870&fbclid=IwAR0Jhmya9Q8fQC2CUjvtl-slsUq6TPAj27yMhlJ_yNbSjv6_wwKIOEDTCbY

http://care.diabetesjournals.org/content/early/2019/04/10/dci19-0014

https://www.rizap.jp/concept/images/health/epidemiology_poster26.pdf

https://www.yakult.co.jp/healthist/215/img/pdf/p20_23.pdf

http://care.diabetesjournals.org/content/diacare/early/2019/04/10/dci19-0014.full.pdf

http://www.sci.u-hyogo.ac.jp/life/molbio/KOKAI.pdf

https://www.jstage.jst.go.jp/article/nskkk1995/46/11/46_11_704/_pdf

http://www.nishiizu.gr.jp/intro/conference/h28/conference-28_17.pdf

http://www.applied-therapeutics.org/pdf/2015V6N2/2015V6N2_P4153.pdf

http://www.peg.or.jp/lecture/enteral_nutrition/04-03.pdf

http://www.chugaiigaku.jp/upfile/browse/browse1555.pdf

https://www.jstage.jst.go.jp/article/jsnfs1949/20/5/20_5_416/_pdf/-char/ja

http://www.ejim.ncgg.go.jp/pro/overseas/c03/16.html

https://www.kegg.jp/medicus-bin/japic_med?japic_code=00012998

https://www.kenkou-club.or.jp/kenko_yogo/m_01.jsp

http://www.osaka-eiyoushikai.or.jp/whats_new/pdf/wn_112.pdf

http://www3.nagasaki-joshi.ac.jp/disclosure/article/ar40/ar40-12.pdf

第７章　知らないと恐ろしい!? 医療のウソホント

https://www.ncc.go.jp/jp/information/pr_release/2017/0427/press_release_20170427.pdf

http://www.hcc.keio.ac.jp/ja/research/files/2017/10/23/35-8.pdf

http://www.perio.jp/file/about_perfect_perio.pdf

http://www.hozon.or.jp/member/statement/file/3mix-mp.pdf

https://www.mhlw.go.jp/stf/seisakunitsuite/bunya/kenkou_iryou/shokuhin/syokuten/aluminium/index.html?fbclid=IwAR3rFznAIbp7-hABfev84hvWL40TJqED5OtSRUw5vyIZaFrtxD-C4lkKsMs

http://www.noastec.jp/kinouindex/data2006/pdf/02/K11.pdf

https://catalog.lib.kyushu-u.ac.jp/opac_download_md/16084/fam100-9_p298.pdf

https://www.yakult.co.jp/healthist/242/img/pdf/p02_07.pdf

The common Factor Mental Disorders Patrick Holford 38th ISOM Conference

第47回欧州糖尿病学会2011年9月 Lisbon,Portugal

https://www.who.int/peh-emf/project/ehs_fs_296_japanese.pdf

https://www.tele.soumu.go.jp/resource/j/ele/body/report/pdf/25.pdf

http://dennjiha.org/?page_id=9883&fbclid=IwAR0vd9ekTYCxC0sh-6VttuJUh_wEPDqHuK9Psid3wyrdQqx8oR5KGcb_G78

[著者プロフィール]

小垣佑一郎

おがき・ゆういちろう

草加ファミリー歯科・矯正歯科クリニック院長

臨床歴13年25000人以上の患者を診察。配偶者が原因不明の体調不良で倒れ、9年間の闘病生活を送る。100件以上の病院を巡り、30種類以上5500錠以上の薬を処方されても治らなかった症状がたったの7日間で全快する経験をきっかけに、「ジャナサン・ライトの提唱する新・栄養療法」や「オーソモレキュラー療法」を取り入れて歯科診療をおこなう。口腔内の症状と全身的なつながりを考えることで、全国で月間110万本の抜歯がおこなわれているなか、年間10本前後しか歯を抜いていない。現在は自身のストーカー被害経験から「栄養と精神状態」についてNPO法人と共同で研究をおこなっている。

アチーブメント出版
[twitter] @achibook
[Instagram] achievementpublishing
[facebook] http://www.facebook.com/achibook

あらゆる不調をなくす 毒消し食

2019年（令和元年）7月8日　第1刷発行
2019年（令和元年）10月29日　第10刷発行

著者　小垣佑一郎

発行者　塚本晴久

発行所　アチーブメント出版株式会社
〒141-0031 東京都品川区西五反田2-19-2 荒久ビル4F
TEL 03-5719-5503／FAX 03-5719-5513
http://www.achibook.co.jp

装丁　轡田昭彦

本文デザイン　華本達哉（aozora.tv）

イラスト　熊アート

印刷・製本　株式会社光邦

ISBN 978-4-86643-049-2